Körperliche Befunde bei orthopädischen und neurologischen Erkrankungen

Roger Pillemer

Körperliche Befunde bei orthopädischen und neurologischen Erkrankungen

Ein praktischer Leitfaden

Springer

Roger Pillemer
Cammeray, NSW, Australia

ISBN 978-3-032-23048-5 ISBN 978-3-032-23049-2 (eBook)
https://doi.org/10.1007/978-3-032-23049-2

Die Deutsche Nationalbibliothek verzeichnet diese Publikation in der Deutschen Nationalbibliografie; detaillierte bibliografische Daten sind im Internet über https://portal.dnb.de abrufbar.

Übersetzung der englischen Ausgabe: „Physical Signs in Orthopedic and Neurologic Disorders“ von Roger Pillemer, © The Editor(s) (if applicable) and The Author(s), under exclusive license to Springer Nature Switzerland AG 2025. Veröffentlicht durch Springer Nature Switzerland. Alle Rechte vorbehalten.

Dieses Buch ist eine Übersetzung des Originals in Englisch „Physical Signs in Orthopedic and Neurologic Disorders“ von Roger Pillemer, publiziert durch Springer Nature Switzerland AG im Jahr 2025. Die Übersetzung erfolgte mit Hilfe von künstlicher Intelligenz (maschinelle Übersetzung). Eine anschließende Überarbeitung im Satzbetrieb erfolgte vor allem in inhaltlicher Hinsicht, so dass sich das Buch stilistisch anders lesen wird als eine herkömmliche Übersetzung. Springer Nature arbeitet kontinuierlich an der Weiterentwicklung von Werkzeugen für die Produktion von Büchern und an den damit verbundenen Technologien zur Unterstützung der Autoren.

Springer ist ein Imprint der eingetragenen Gesellschaft Springer Nature Switzerland AG und ist ein Teil von Springer Nature.
Die Anschrift der Gesellschaft ist: Gewerbestrasse 11, 6330 Cham, Switzerland

Für unsere Enkelkinder Ben, Max, Noah, Lucas, Mya, Lachlan, Cole, Grayson und Lilah Jayne Pillemer sowie Mia und Theo Weigler und für ihre Eltern, die uns allen so viel Stolz und Freude bereitet haben.

Vorwort

Lebe, als würdest du morgen sterben. Lerne, als würdest du ewig leben. – Mahatma Gandhi

Zu den aufregendsten Dingen in meinem Leben zählt das Lernen neuer Dinge. Sei es durch Unterricht oder Lesen, insbesondere aber durch eigene Erfahrungen.

Nach fast 60 Jahren in der klinischen Praxis, davon etwa die letzten 15 Jahre in der gutachterlichen Tätigkeit, bin ich heute genauso begeistert wie eh und je, etwas Neues zu lernen.

Und dies gilt insbesondere für das Erkennen und Bewerten körperlicher Befunde, die von vielen immer noch als Grundlage der Medizin angesehen werden. Leider geht diese Fähigkeit mit dem Aufkommen hochentwickelter Untersuchungsmethoden, zu denen mittlerweile auch KI zählt, zunehmend verloren.

Der andere Aspekt der körperlichen Befunde, den ich hervorheben möchte, ist die Bedeutung des Folgenden: „Wenn Sie nicht daran denken, werden Sie nicht danach suchen. Und wenn Sie nicht danach suchen, werden Sie es niemals finden."

Dieses Buch ist also eine Sammlung von klinischen Zeichen, Ideen und Konzepten, die mir in der Vergangenheit alle „Aha-Momente" beschert haben. Es ist genau die Art von Buch, das ich selbst gerne gelesen hätte!

Ich hoffe, dass Sie in diesen thematisch unabhängigen Kapiteln, die alle auf Untersuchungsbefunden und klinischen Zeichen basieren, interessante und spannende Aspekte finden werden.

Ich habe ein zusätzliches Kapitel zu Tipps und zeitsparenden Hinweisen bei der medizinisch-rechtlichen Berichterstattung aufgenommen.

Und ich hoffe, dass Sie beim Lesen des Buches ebenso viel Freude haben werden wie ich beim Schreiben!

Cammeray, NSW, Australien
Januar 2025

Roger Pillemer

Danksagungen Ein besonderer Dank geht an Dr. Brian Noll, Orthopäde, Kollege und Freund, für seinen Rat und seine Unterstützung bei all meinen Unternehmungen in den vergangenen 20 Jahren, einschließlich seines bedeutenden Beitrags zu diesem Buch.

An Dr. Jerry Jersky, Freund und Mentor, für Ermutigung und Begleitung von meinen ersten Tagen als Assistenzarzt an bis heute.

Mein Dank gilt Dr. Andreas Loefler, Dr. Hari Kapilla, Dr. Doron Sher, Dr. Todd Gothelf und Dr. David Crocker, die ihre jeweiligen Spezialgebiete im Buch durchgesehen und zahlreiche hilfreiche Anregungen gegeben haben. Für alle Fehler bin ich allein verantwortlich.

Und an Ruth Hadfield für ihre enorme Hilfe und Beratung bei der Vorbereitung dieses Buches.

Und ein besonderer Dank gilt meiner Frau Margie für ihre Liebe, Freundschaft und Toleranz über mehr als 50 Jahre.

Inhaltsverzeichnis

Über den Autor

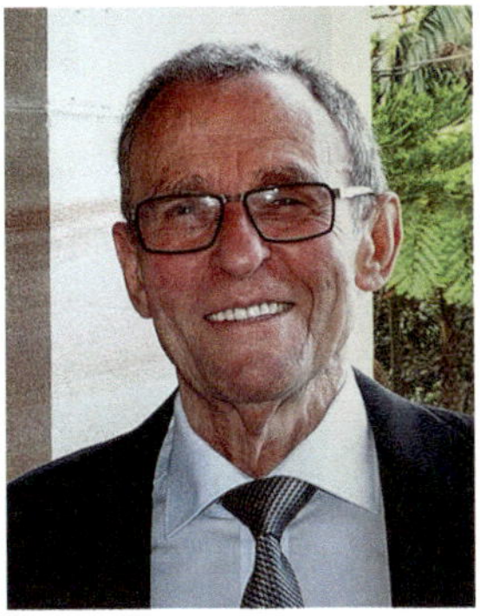

Roger Pillemer, OAM, MBBCh, FRCS, FRACS, FAOrthA ist ein orthopädischer Chirurg, der seine Ausbildung in Südafrika und Großbritannien absolvierte. Er war 1974 ABC Travelling Fellow und lebt heute in Australien. Seine Leidenschaft galt stets der Lehre.

Seine bisherigen Bücher in der Reihe sind:

Handbuch der Untersuchung der oberen Extremität, Springer 2023 und
Handbuch der Untersuchung der Lendenwirbelsäule und der unteren Extremität, Springer 2024.

Roger hat außerdem eine YouTube-Serie über die Bedeutung körperlicher Befunde.

Der Nervus medianus 1

Dieses Kapitel wird unter den folgenden Überschriften behandelt:

A. Anatomie
B. Funktion
C. Prüfung der Medianusfunktion
   (a) Motorisch
   (b) Sensibel
D. Läsionen des N. medianus
E. Unterscheidung zwischen proximaler und distaler Medianusläsion

1.1 Anatomie

- Der N. medianus entspringt aus dem medialen und lateralen Strang des Plexus brachialis; er ist einer der fünf Endäste des Plexus* (Abb. 1.1).
- Er enthält Fasern von C5 bis T1.
- Im Oberarm liegt der N. medianus lateral der A. brachialis, kreuzt dann vor der Arterie, um am Ellenbogen medial der Arterie zu liegen; beide Strukturen befinden sich medial der Bizepssehne in der Fossa cubitalis (Abb. 1.2).

R. Pillemer, *Körperliche Befunde bei orthopädischen und neurologischen Erkrankungen*,
https://doi.org/10.1007/978-3-032-23049-2_1

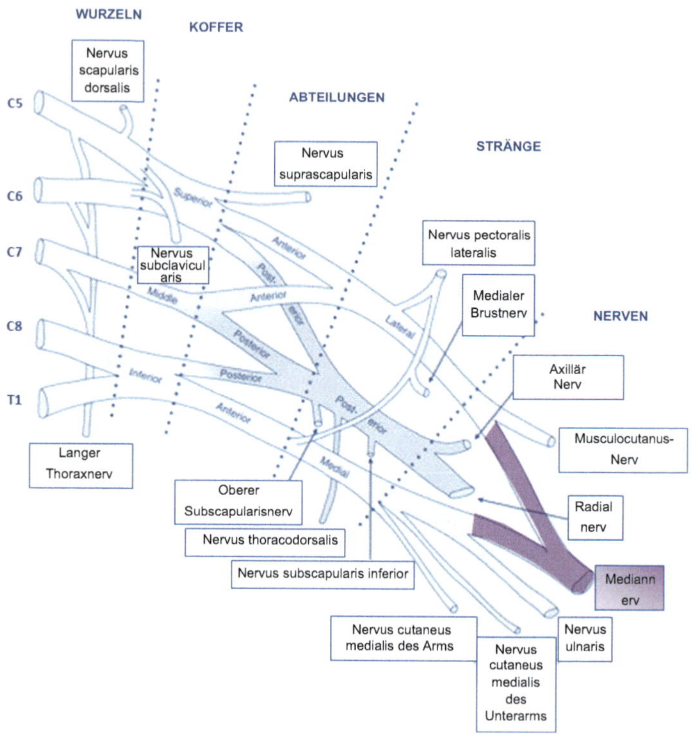

Abb. 1.1 N. medianus

- Im Unterarm verläuft der Nerv zwischen den beiden Köpfen des M. pronator teres und unter dem Faserbogen des M. flexor digitorum superficialis (FDS), um auf dem M. flexor digitorum profundus (FDP) zu liegen (Abb. 1.3).
- Der N. interosseus anterior entspringt im proximalen Unterarm und verläuft entlang der volaren Fläche des FDP bis zur volaren Handgelenkskapsel, wo er sensible Fasern abgibt.

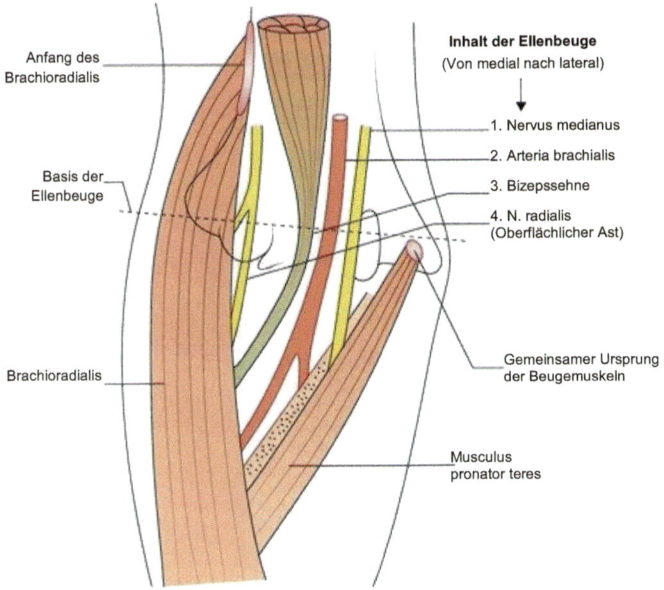

Abb. 1.2 Rechter Arm: N. medianus medial der A. brachialis

- Nahe dem Handgelenk wird der N. medianus oberflächlicher und verläuft hinter und lateral der Sehne des M. palmaris longus.
- Anschließend verläuft er unterhalb des Ligamentum transversale carpi hindurch in die Handfläche, wo er sich in motorische und sensible Äste aufteilt (Abb. 1.4).

*Die anderen vier Endäste sind N. musculocutaneus, N. ulnaris, N. axillaris und N. radialis.

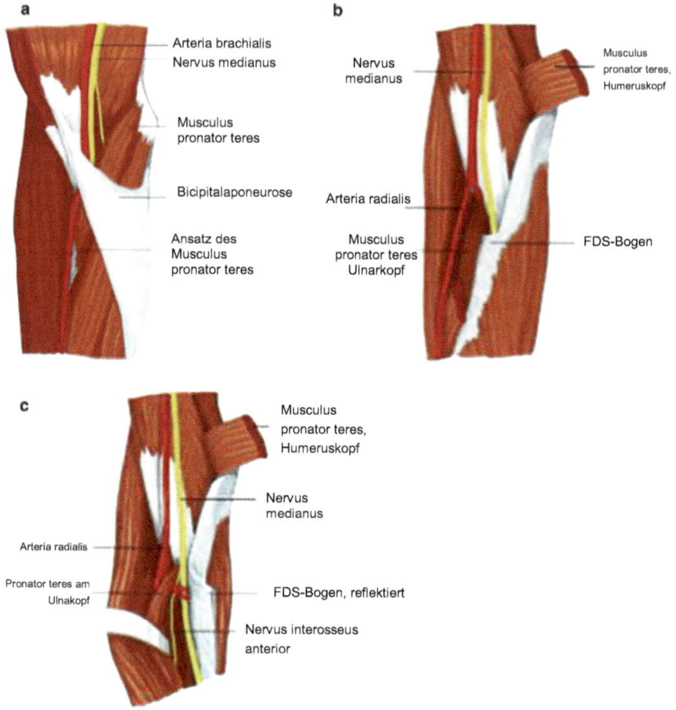

Abb. 1.3 Der N. medianus zwischen den beiden Köpfen des M. pronator teres und unter dem Faserbogen des FDS: **a** M. pronator teres: zwei Köpfe. **b** FDS-Bogen. **c** Reflektierter FDS-Bogen: N. interosseus anterior (AIN)

1.2 Funktion

1.2.1 Motorisch

- Abb. 1.4
- Der N. medianus innerviert alle Beugemuskeln des Unterarms mit Ausnahme des M. flexor carpi ulnaris und des ulnaren Anteils des FDP (und innerviert somit den radialen Anteil

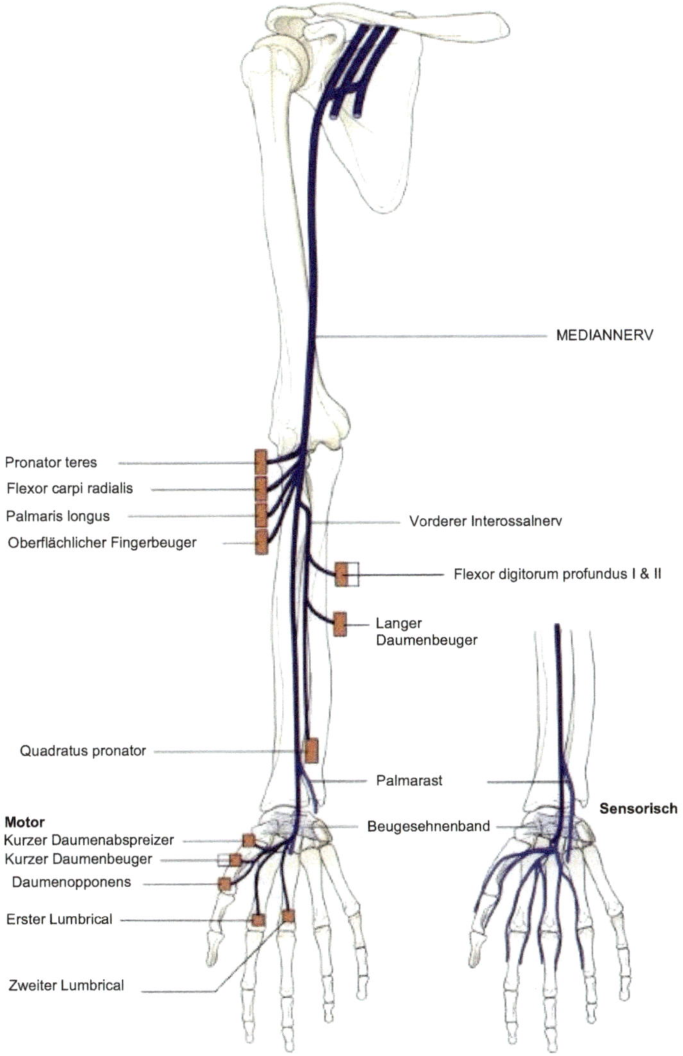

Abb. 1.4 Motorische und sensible Äste des N. medianus

des FDP, den M. flexor pollicis longus (FPL), FDS, M. flexor carpi radialis, M. pronator teres und M. palmaris longus).
- Der N. interosseus anterior (AIN) ist ein Ast des N. medianus, der den radialen Anteil des FDP und den M. flexor pollicis longus (FPL) versorgt.

Die motorischen Äste in der Hand versorgen die Muskeln des Daumenballens und die lateralen zwei Mm. lumbricales.**

**Eselsbrücke für die vom N. medianus innervierten intrinsischen Muskeln: „LOAF“:

- *L*aterale Mm. lumbricales I und II
- *O*pponens pollicis
- *A*bductor pollicis brevis
- *F*lexor pollicis brevis

1.2.2 Sensibel

- Sensible Äste versorgen die Haut der Handfläche und die palmare Oberfläche der lateralen 3½ Finger sowie den distalen Teil der Dorsalseite dieser Finger bis zu den Mittelphalangen (Abb. 1.5).
- Beachten Sie, dass der palmare Hautast im distalen Unterarm entspringt und oberflächlich zum Retinaculum flexorum verläuft, um die Haut der proximalen Handfläche und des Daumenballens zu versorgen (Abb. 1.6).***

***Wichtig zur Unterscheidung zwischen proximalen und distalen Medianusläsionen (siehe unten).

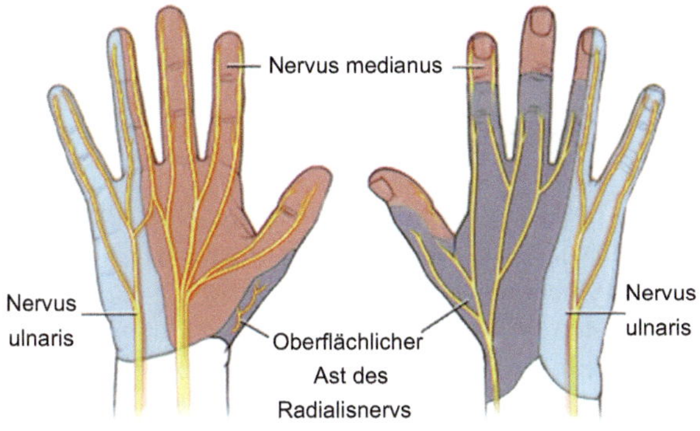

Abb. 1.5 Sensible Innervation der Hand

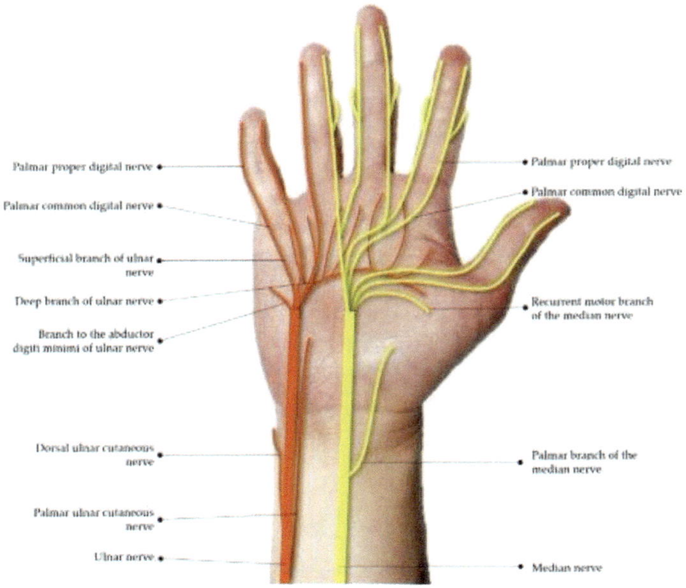

Abb. 1.6 Palmarer Hautast

1.3 Prüfung der motorischen Funktion des Nervus medianus

1.3.1 Extrinsisch

- Der M. flexor digitorum profundus setzt an der Basis der Endphalanx jedes Fingers an; er ist die einzige Sehne, die das distale Interphalangealgelenk (DIP) beugt.
- Um die Funktion des M. profundus zu isolieren, hält man das Metakarpophalangealgelenk (MP) und das proximale Interphalangealgelenk (PIP) in Extension und schaltet so die Wirkung des M. superficialis aus.
- Jede nun auftretende Beugung im DIP-Gelenk ist daher ausschließlich auf die Wirkung des M. profundus zurückzuführen (Abb. 1.7).
- Testen Sie auf diese Weise alle vier Finger und den Daumen (M. flexor pollicis longus) (Abb. 1.8).

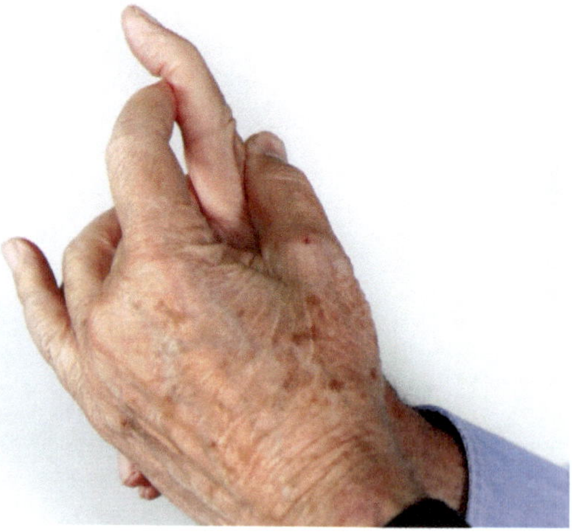

Abb. 1.7 Isolation der M.-profundus-Funktion

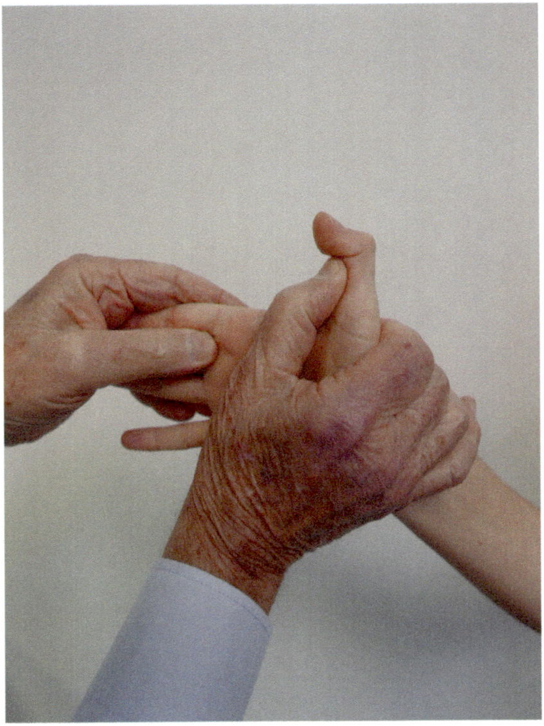

Abb. 1.8 Test des M. flexor pollicis longus

- Die Methode zur Isolierung der M.-superficialis-Funktion besteht darin, drei der vier Finger in vollständiger Streckung zu halten und so die Wirkung des M. profundus zu verhindern.
- Die Beugung des Fingers erfolgt nun auf Höhe des PIP-Gelenks und ist ausschließlich auf die Wirkung des M. superficialis zurückzuführen (Abb. 1.9). Testen Sie dies an sich selbst und achten Sie darauf, wie „schlaff" das DIP-Gelenk ist.
- Testen Sie jeden Finger auf diese Weise.

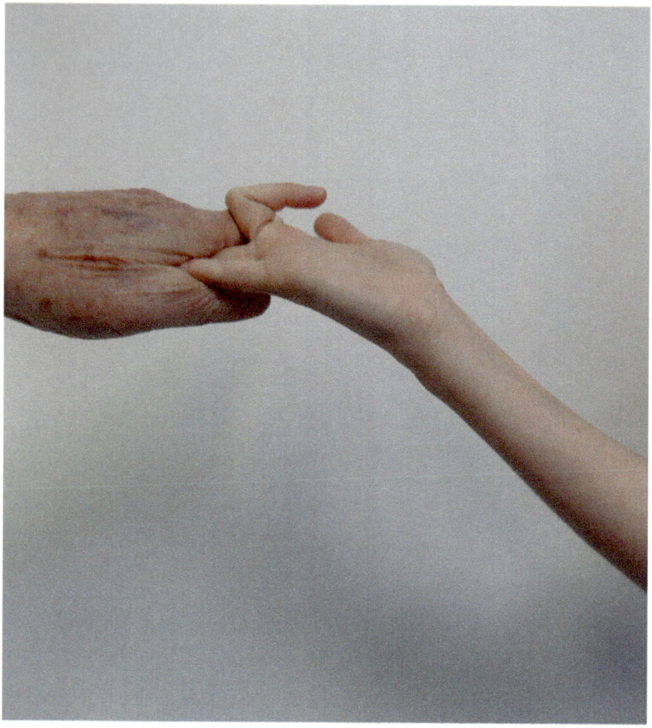

Abb. 1.9 Isolation der Superficialis-Funktion

1.3.2 Intrinsisch

- Es gibt drei „Tests" für die intrinsische motorische Funktion des N. medianus:
  - Abduktion des Daumens – bitten Sie den Patienten,[1] die Hand in Supination zu halten und den Daumen gegen

[1] Anmerkung zur Übersetzung: Bei der Übersetzung von im Englischen nicht nach Geschlecht differenzierten Personenbezeichnungen wie „patient" u. Ä. wurde im Deutschen meistens die männliche Form „Patient" verwendet, um den Text kürzer und besser lesbar zu machen. Selbstverständlich sind damit Personen jeden Geschlechts gemeint.

Widerstand zur Decke zu heben (Abb. 1.10). Tasten Sie die Kontraktion.

- Opposition des Daumens – bitten Sie den Patienten, die Daumen- und Zeigefingerspitze zusammenzupressen. Versuchen Sie, dies zu überwinden (Abb. 1.11).
- Beobachtung einer Atrophie des Daumenballens – sollte immer überprüft werden (Abb. 1.12).

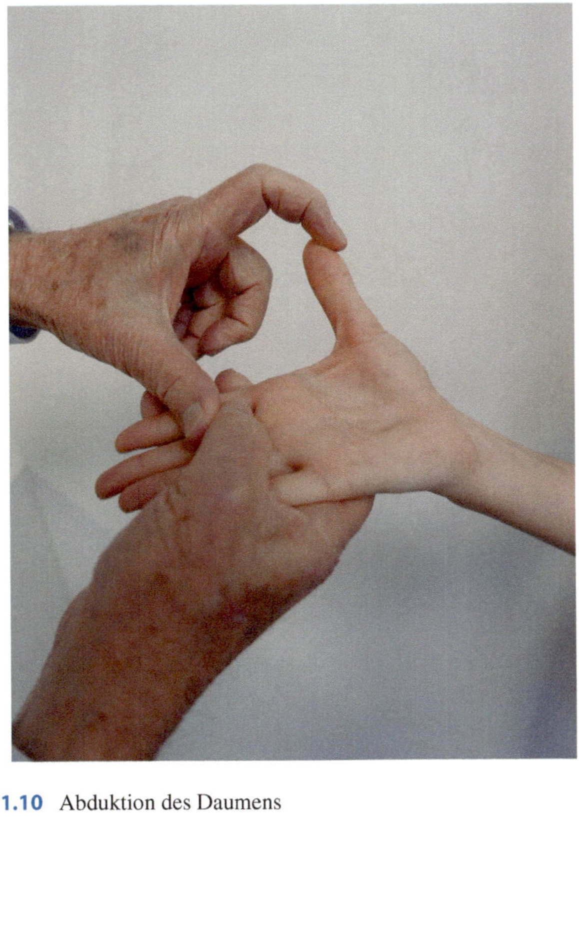

Abb. 1.10 Abduktion des Daumens

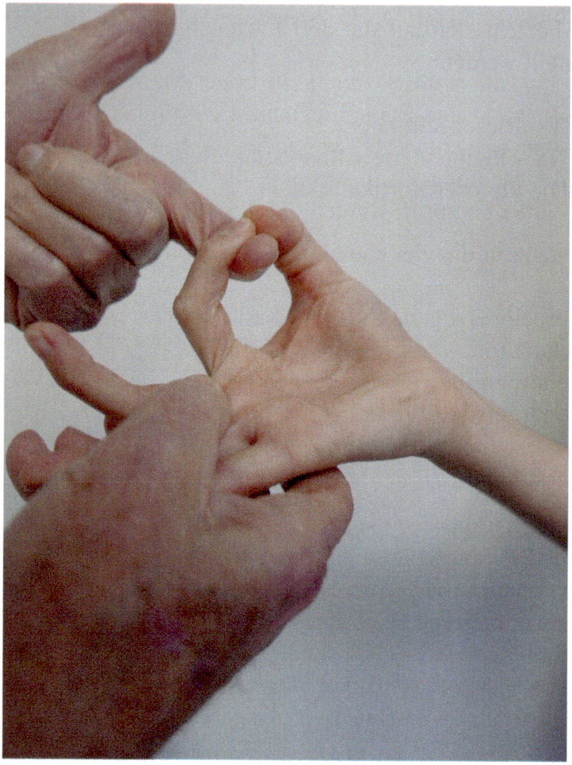

Abb. 1.11 Opposition des Daumens

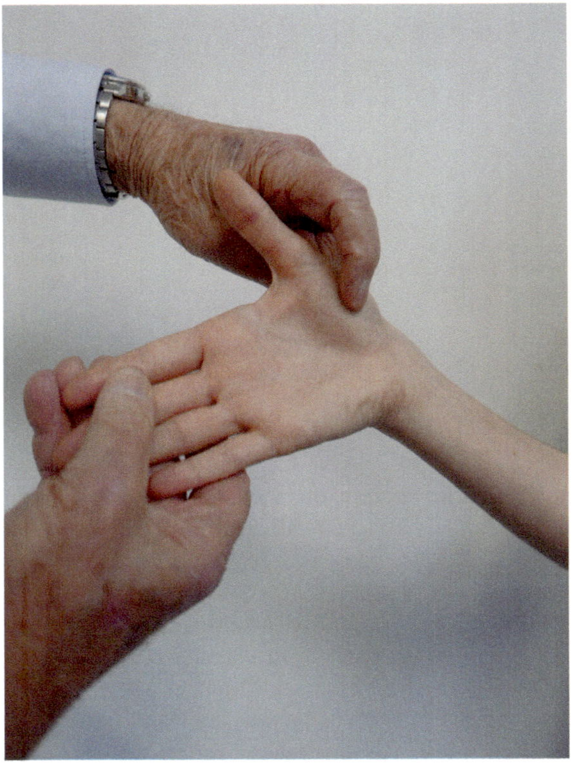

Abb. 1.12 Daumenballen

1.4 Prüfung der sensiblen Funktion des Nervus medianus

Es ist hilfreich, an dieser Stelle die sensible Versorgung der drei Nerven, die die Hand innervieren – N. radialis, N. ulnaris und N. medianus – zu betrachten.

Abb. 1.13 zeigt die allgemein akzeptierte sensible Innervation der Hand.

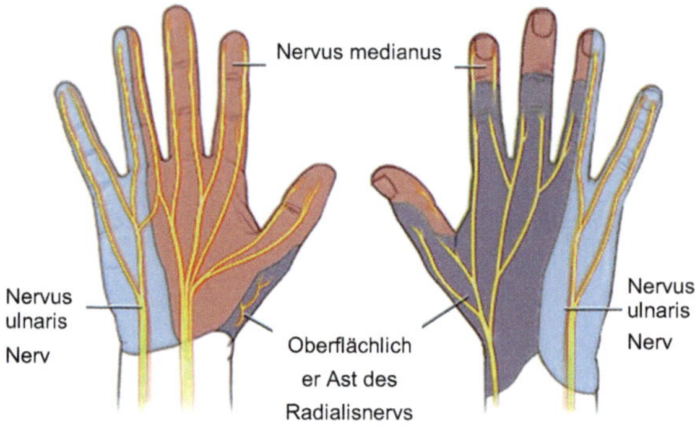

Abb. 1.13 Sensible Innervation der Hand

- Der N. ulnaris versorgt die medialen eineinhalb Finger sowohl an der Handflächen- als auch an der Handrückenseite sowie den angrenzenden Teil der Handfläche und des Handrückens.
- Der N. medianus versorgt den übrigen palmaren Anteil der Hand und den Handrücken im distalen Bereich der lateralen dreieinhalb Finger bis etwa zur Mitte der Mittelphalangen.
- Der N. radialis versorgt den restlichen Handrücken.
- Trotz der oben beschriebenen Verteilung gibt es Überschneidungen der sensiblen Versorgungsgebiete. Es ist daher wichtig zu beachten, dass es sogenannte autonome Zonen gibt, also Areale, die ganz spezifisch von einem bestimmten Nerv versorgt werden (Abb. 1.14).
- Für den N. medianus ist dies die Fingerkuppe des Zeigefingers; für den N. ulnaris die Fingerkuppe des kleinen Fingers; und für den N. radialis der Zwischenraum am Handrücken zwischen Daumen und Zeigefinger.

Wie bei sensiblen Tests allgemein sollte die Untersuchung langsam und sorgfältig durchgeführt werden. Der Patient muss verstehen, was Sie tun, und genügend Zeit haben, um zu reagieren. Die Sensibilitätsprüfung sollte bei Unsicherheit wiederholt und immer mit der Gegenseite verglichen werden.

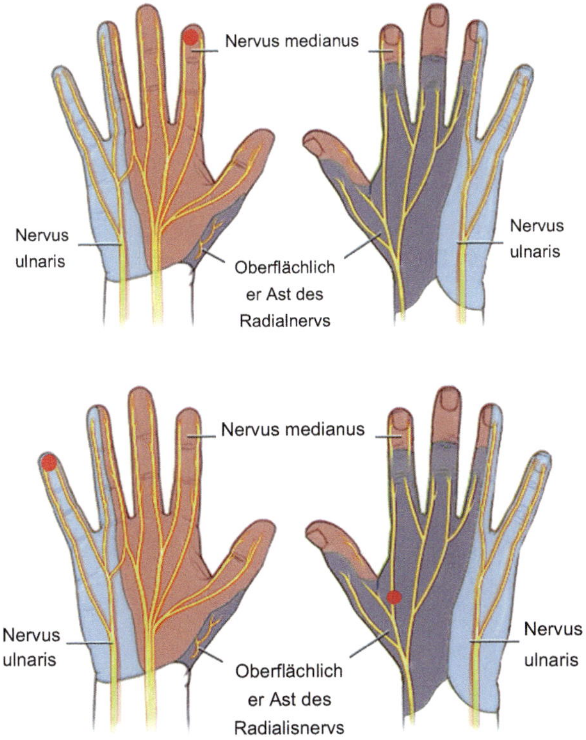

Abb. 1.14 Sensible Innervation der Hand

Wie prüft man die Sensibilität der Hand bei einem bewusstlosen Patienten oder einem Kind, das zu jung ist, um die Untersuchung zu verstehen? Hier drei Vorschläge:

- Bei Nervenschädigung kommt es zum Verlust der autonomen Versorgung der Finger und zum Ausfall der Schweißsekretion (Sudomotorik). Dadurch fühlt sich die Fingerkuppe des betroffenen Fingers im Vergleich zu den nicht betroffenen Fingern trocken an. Das Erkennen dieses Unterschieds erfordert sorgfältige Untersuchung und Erfahrung!

- Der sogenannte Geigentest: Mit einem glatten Kunststoffgegenstand, beispielsweise einem Kugelschreiber, wird über die Fingerbeere gestrichen, um Sensibilitätsverlust zu erkennen. Bei normaler Sensibilität und Schweißsekretion ist das Überstreichen mit einem glatten Gegenstand mit einem leichten Widerstand verbunden, da die Haut feucht ist (Abb. 1.15). Bei Sensibilitätsverlust und trockener Haut (wegen fehlender Schweißsekretion) ist der Widerstand deutlich geringer. Dies lässt sich demonstrieren, indem man den

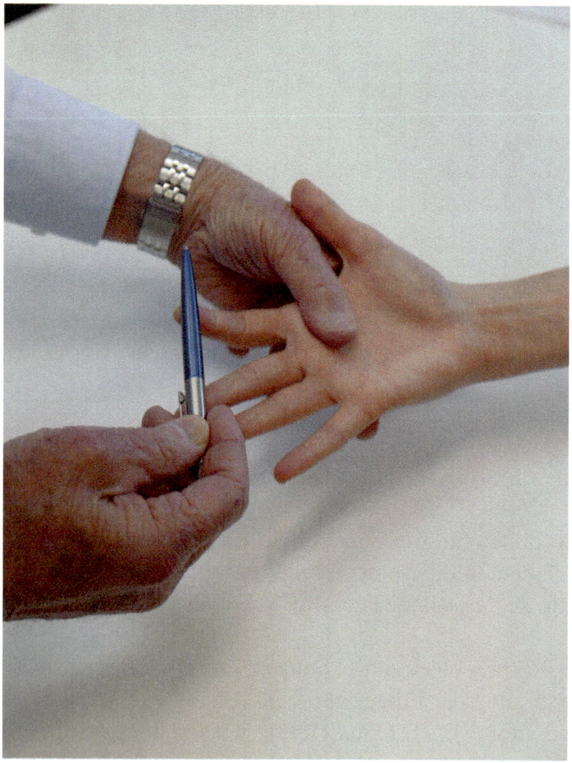

Abb. 1.15 Geigentest

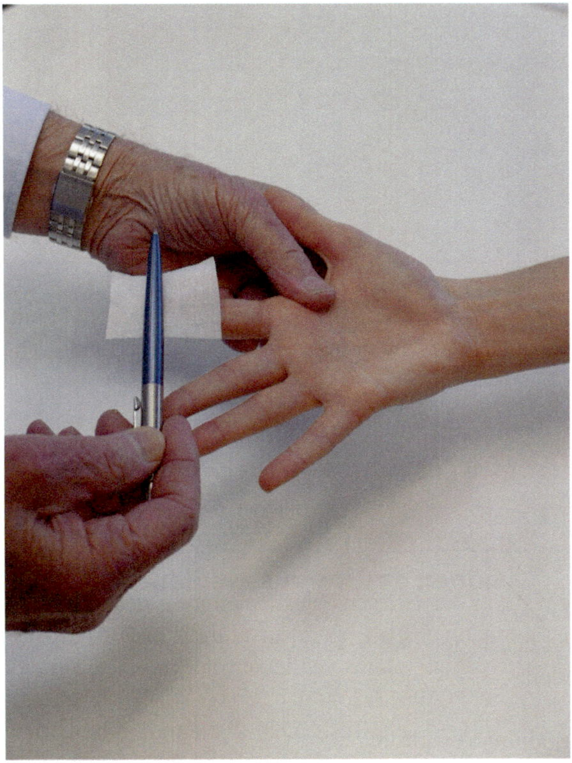

Abb. 1.16 Geigentest mit Papiertuch

Test an einem eigenen normalen Finger durchführt und ihn anschließend mit einem Papiertuch zwischen Finger und Stift wiederholt (Abb. 1.16).

- Der „Runzeltest“: Nach längerem Aufenthalt im Wasser fällt auf, dass die Haut der Fingerkuppen Falten wirft (Abb. 1.17). Dies tritt bei denervierten Fingern nicht auf. Der Mechanismus wird auf eine Vasokonstriktion zurückgeführt; über den evolutionären Sinn wird viel diskutiert.

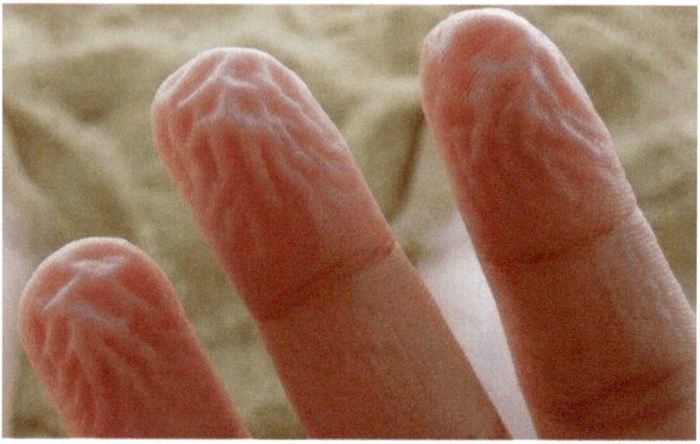

Abb. 1.17 Test der Hautrunzelung

1.5 Läsionen des Nervus medianus

Die drei häufigsten und bekanntesten Engpasssyndrome sind die folgenden:

- Karpaltunnelsyndrom
- Pronator-teres-Syndrom
- Interosseus-anterior-Syndrom

1.5.1 Karpaltunnelsyndrom

Diese Erkrankung entsteht durch Kompression des N. medianus beim Durchtritt durch den Karpaltunnel (Abb. 1.18).

1.5.1.1 Symptome

- Taubheitsgefühl und Kribbeln im Daumen, Zeige-, Mittel- und radialen Anteil des Ringfingers. Diese Symptome treten besonders nachts und in den frühen Morgenstunden störend auf.

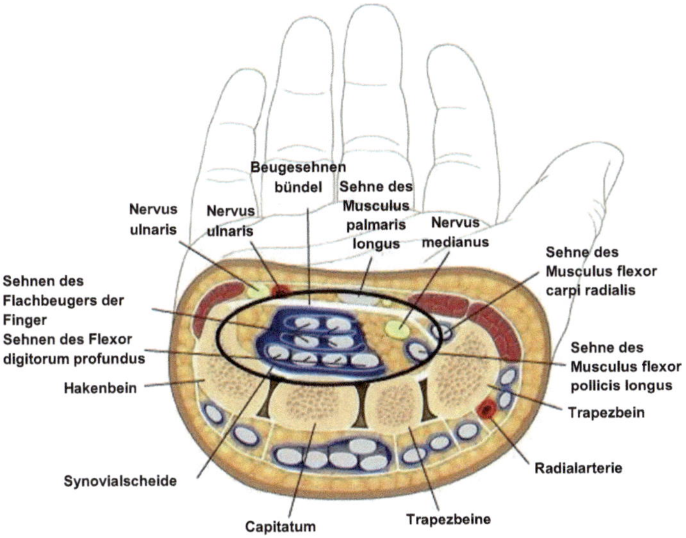

Abb. 1.18 Karpaltunnel

- Gelegentlich berichten Patienten, dass ihnen tagsüber Gegenstände aus der Hand fallen.
- Schmerzen in schwereren Fällen.

1.5.1.2 Klinische Zeichen

- Tinel-Zeichen: Parästhesien werden durch Beklopfen über dem Karpaltunnel ausgelöst (Abb. 1.19).
- Phalen-Test: Parästhesien werden durch Beugung der Handgelenke für 30–60 s ausgelöst (Abb. 1.20). In schweren Fällen treten die Symptome bereits nach 10 s oder weniger auf.
- Durkan-Test: Symptome werden durch direkten Druck des Untersuchers mit dem Daumen über den Karpaltunnel ausgelöst (Abb. 1.21).
- Schwäche oder Atrophie der vom N. medianus versorgten Thenarmuskulatur in fortgeschrittenen Fällen.

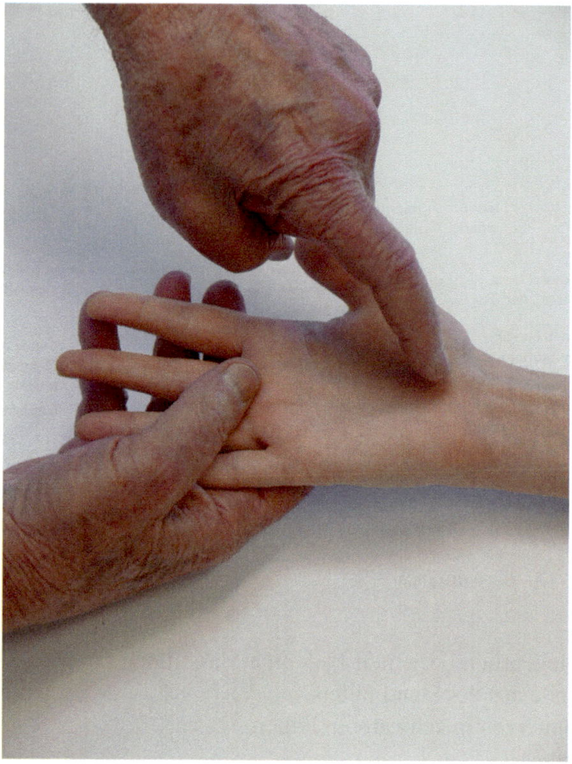

Abb. 1.19 Tinel-Zeichen

1.5.2 Pronator-teres-Syndrom

Kompression des N. medianus zwischen den beiden Köpfen des M. pronator teres.

- Schmerzen im proximalen volaren Unterarm.
- Positives Tinel-Zeichen im proximalen volaren Unterarm.
- Sensibilitätsstörungen im Bereich des Ramus palmaris des N. medianus sowie Parästhesien im Daumen, Zeige-, Mittel- und radialen Anteil des Ringfingers.

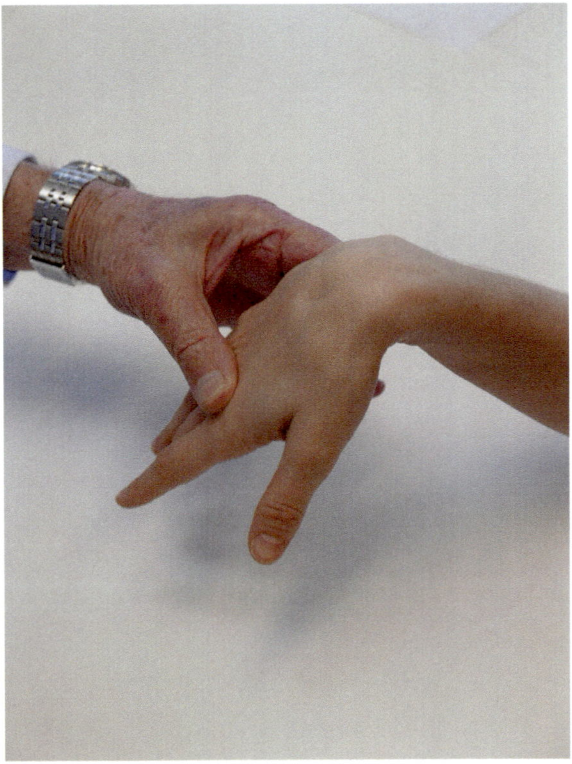

Abb. 1.20 Phalen-Test

1.5.3 Interosseus-anterior-Syndrom (AIN)

Der AIN ist ein rein motorischer Ast des N. medianus – das Syndrom führt daher zu einer reinen motorischen Neuropathie.

- Verursacht eine isolierte Lähmung des M. flexor pollicis longus, des FDP der Zeige- und Mittelfinger sowie des M. pronator quadratus.

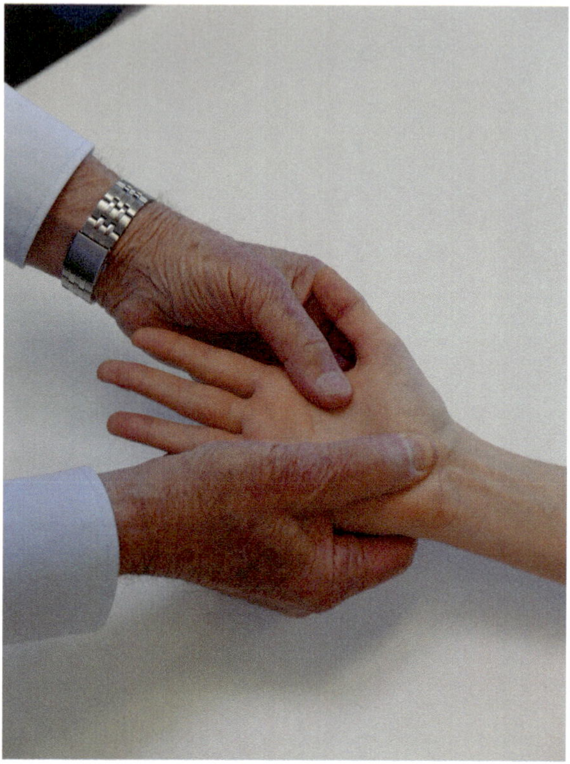

Abb. 1.21 Durkan-Test

- Kann daher zur Unfähigkeit führen, das „OK"-Zeichen zu machen (Abb. 1.22), das die Beugung des IP-Gelenks des Daumens und des DIP-Gelenks des Zeigefingers erfordert.
- Jeder Versuch eines „Tip Pinch" führt zu einem „Pulp Pinch" (Abb. 1.23).

1.5.4 Weitere Hinweise

- Hohe Medianusläsionen oberhalb des mittleren Unterarms können beim Versuch, eine Faust zu machen, zum „Benedic-

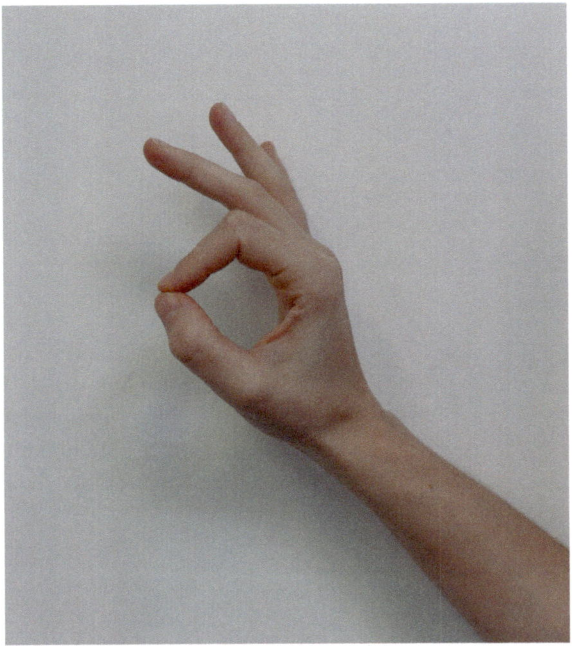

Abb. 1.22 OK-Zeichen

tion Sign“ führen (Abb. 1.24), mit Ausfall der langen Beuger für Daumen, Zeige- und Mittelfinger. Der Mittelfinger wird passiv in die Beugung gezogen, da die Profundussehnen miteinander verbunden sind.

- Es ist zu beachten, dass eine Ulnarisläsion beim Versuch, die Finger zu strecken, zu einer ähnlichen Haltung führen kann.
- Während die Kompression im Karpaltunnel häufig ist, sind die proximaleren Kompressionssyndrome selten.
- Weitere Ursachen für proximale Kompression sind das Struthers-Band, die Aponeurosis musculi bicipitis (Lacertus-Syndrom) und der proximale Rand des M. flexor digitorum superficialis.
- Eine Schädigung des N. medianus kann überall zwischen der Hand und dem Plexus brachialis auftreten.

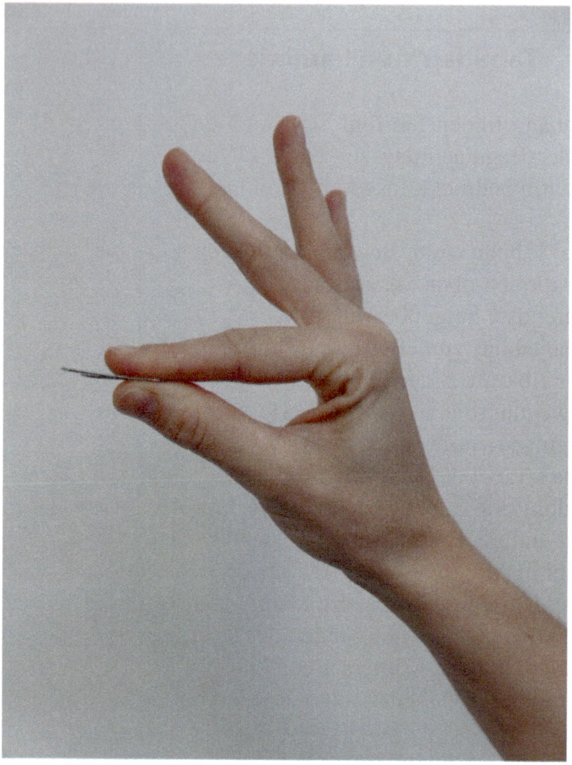

Abb. 1.23 „Pulp Pinch“

- Eine weitere Ursache für eine distale Medianusläsion ist die Schädigung des Ramus recurrens in der Hand, was zur Denervierung von M. flexor pollicis brevis, M. opponens pollicis und M. abductor pollicis brevis führt, mit Muskelverlust der Thenarloge; dies wird als „Affenhand“ bezeichnet. Wichtig ist, dass kein Sensibilitätsverlust besteht und diese Läsion leicht übersehen werden kann, wenn die Motorik nicht gezielt geprüft wird.

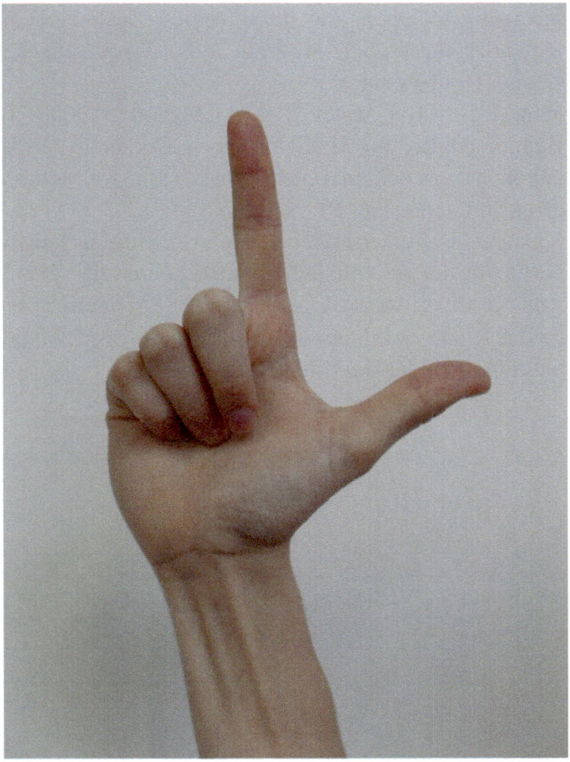

Abb. 1.24 „Benediction Sign“

1.6 Unterscheidung zwischen proximaler und distaler Medianusläsion

Gelegentlich begegnet man Patienten, bei denen eine Karpaltunneldekompression und sogar eine weitere Dekompression durchgeführt wurde, ohne dass sich die Symptome bessern – die Ursache ist dann eine übersehene hohe Medianusläsion.

- Es ist daher wichtig zu bedenken, dass hohe Medianusläsionen mit ähnlichen Zeichen und Symptomen wie die distale Karpaltunnelkompression einhergehen können.

- Es gibt drei Zeichen, die diese beiden Zustände eindeutig voneinander unterscheiden – ein motorisches, ein sensibles sowie das Tinel-Zeichen:
  - Motorisch: Bei einer hohen Medianusläsion ist die Beugungskraft im IP-Gelenk des Daumens (FPL) aufgehoben, was bei einer niedrigen Läsion (Karpaltunnelsyndrom) nicht der Fall ist (Abb. 1.25).
  - Sensibel: Bei einer hohen Läsion besteht ein Sensibilitätsverlust in der proximalen Handfläche und der Thenarloge, was bei der distalen Läsion (Abb. 1.26) nicht vorkommt, da der Ramus palmaris des N. medianus oberhalb des Karpaltunnels in die Handfläche eintritt.

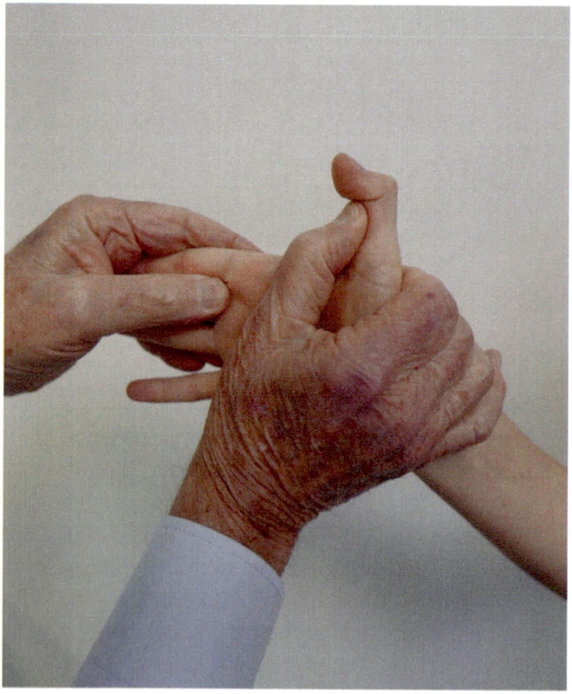

Abb. 1.25 Hohe Läsion

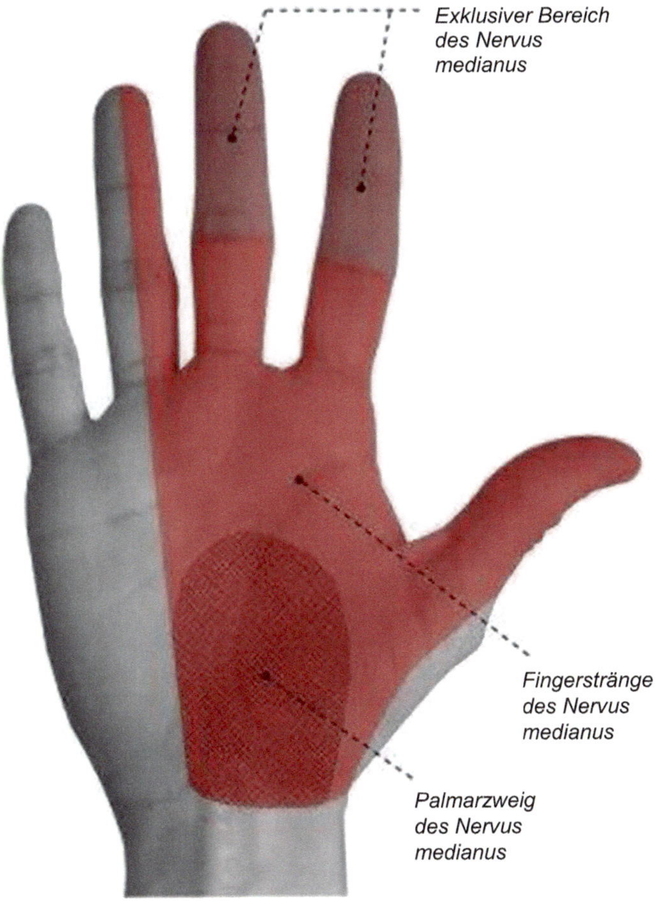

Abb. 1.26 Sensibilitätsverlust bei hoher Läsion

- Bei hohen Läsionen ist das Tinel-Zeichen auf einer proximaleren Ebene positiv.
- Hohe Läsionen können außerdem das „Benediction Sign“ und die Unfähigkeit, das OK-Zeichen zu machen, umfassen.

Der Ulnarisnerv

2

Dieses Kapitel wird unter den folgenden Überschriften behandelt:

1. Anatomie
2. Funktion
3. Prüfung der Funktion des N. ulnaris
4. Ulnarisläsionen
5. Erklärung der Deformität bei der ulnaren Krallenhand
6. Ulnaris-Paradoxon

2.1 Anatomie

- Der N. ulnaris entspringt aus dem medialen Strang des Plexus brachialis in der Axilla; er ist einer der fünf Endäste des Plexus* (Abb. 2.1).
- Er enthält Fasern aus den Spinalnervenwurzeln C8 und T1.
- Er verläuft an der medialen Seite des Oberarms zwischen Arteria und Vena axillaris, durchstößt die intermuskuläre Faszie und gelangt so in das dorsale Kompartiment (Abb. 2.2).

R. Pillemer, *Körperliche Befunde bei orthopädischen und neurologischen Erkrankungen*,
https://doi.org/10.1007/978-3-032-23049-2_2

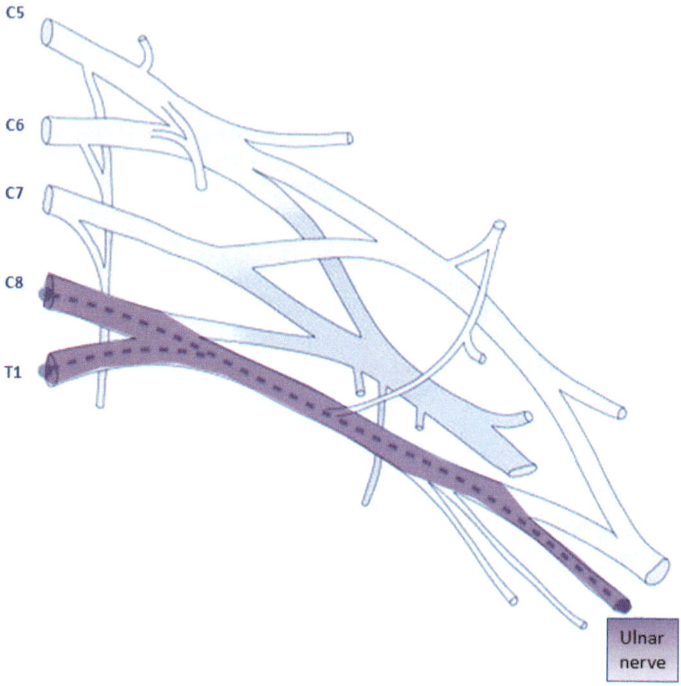

Abb. 2.1 Der Endast des Plexus brachialis

- Anschließend zieht er hinter dem Epicondylus medialis im Sulcus ulnaris entlang und dann zwischen den beiden Köpfen des M. flexor carpi ulnaris (Abb. 2.3) in das Flexor-Kompartiment des Unterarms.
- Am Handgelenk verläuft der Nerv lateral des Os pisiforme und oberflächlich des Retinaculum flexorum und tritt durch den Guyon-Kanal in die Hand ein, wo er sich in einen oberflächlichen und einen tiefen Ast teilt (Abb. 2.4).

*Die anderen vier Äste sind die Nn. musculocutaneus, medianus, axillaris und radialis.

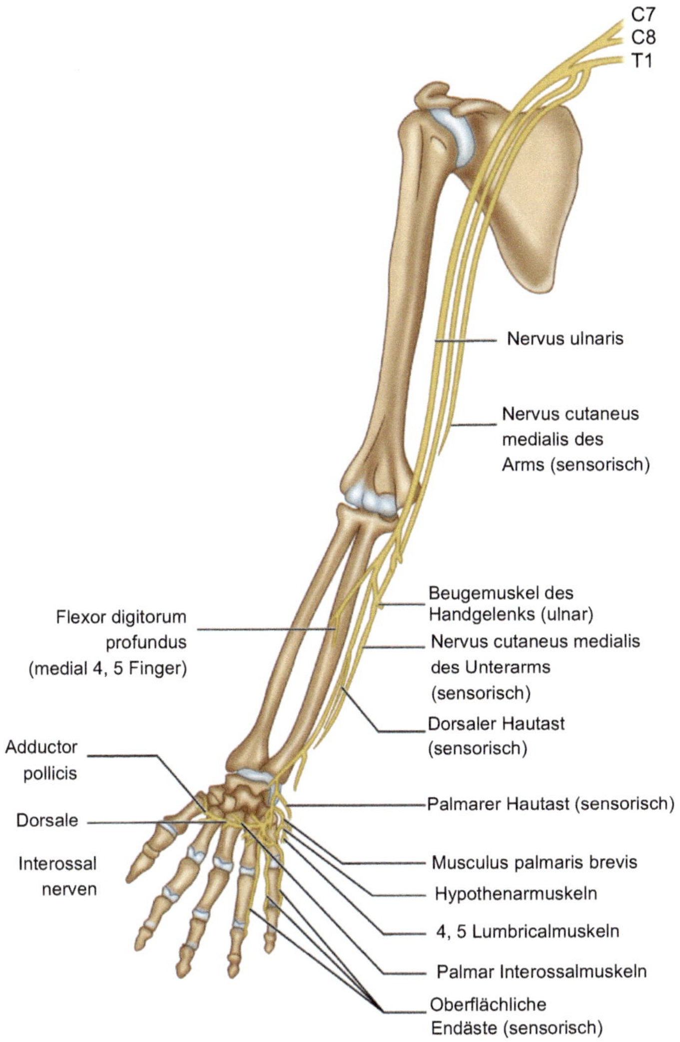

Abb. 2.2 Der N. ulnaris im Oberarm

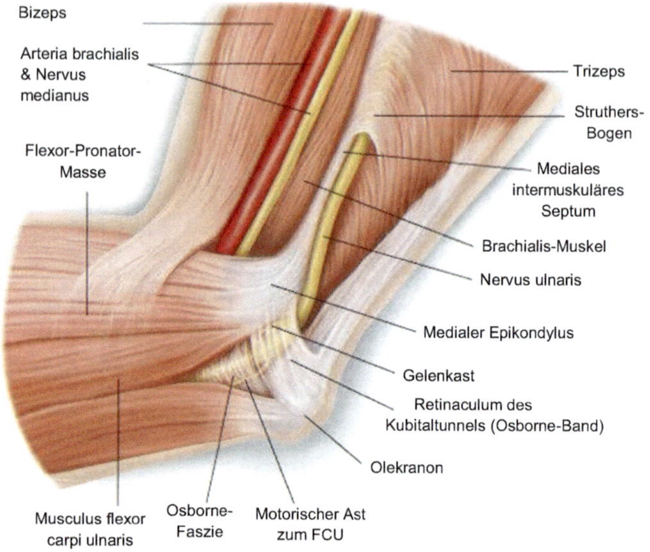

Abb. 2.3 Der N. ulnaris am Ellenbogen

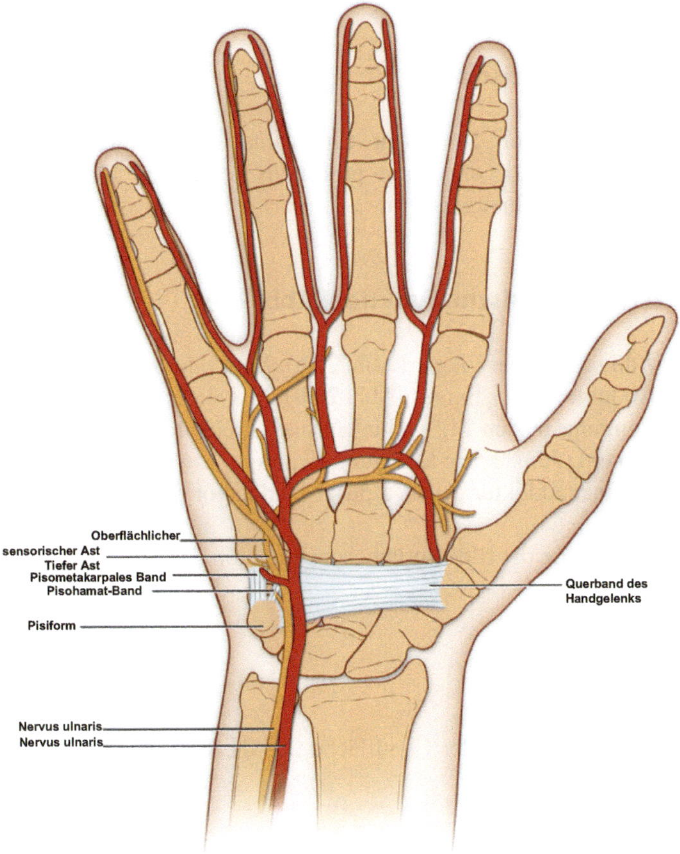

Abb. 2.4 Der Guyon-Kanal

2.2 Funktion

2.2.1 Motorisch

- Innerviert den M. flexor carpi ulnaris, die ulnare Hälfte des M. flexor digitorum profundus sowie die ulnaren intrinsischen Handmuskeln.

2.2.1.1 Intrinsische Funktion (Abb. 2.5)

- Adduktoren der Finger (Abb. 2.5a): Mm. interossei palmares
- Abduktoren der Finger (Abb. 2.5b): Mm. interossei dorsales
- Beugung in den MP-Gelenken und Streckung in den IP-Gelenken: (Abb. 2.5c): Mm. lumbricales
- Daumenadduktor: (Abb. 2.5d): M. adductor pollicis

(Beachten Sie die Merksprüche zur Funktion der Mm. interossei: Abb. 2.5a, b)

2.2.2 Sensibel

- Die ulnare Seite der Handfläche und die medialen eineinhalb Finger (Abb. 2.5e).

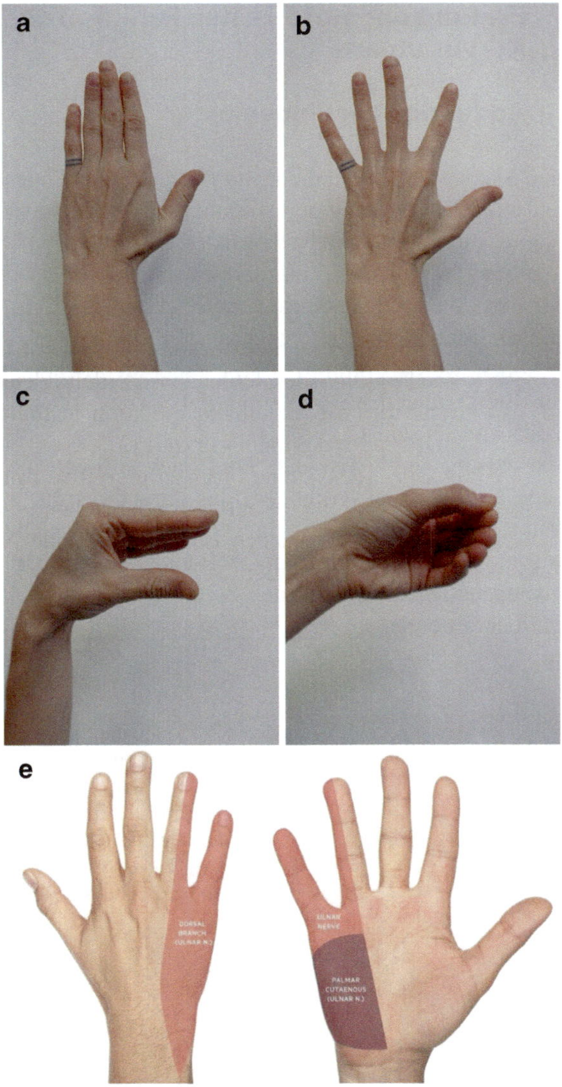

Abb. 2.5 Ulnare intrinsische Funktion (Merkspruch beachten): **a** Adduktion der Finger (Pad: *P*almar Interossei: *ad*duzieren). **b** Abduktion der Finger (Dab: *D*orsal Interossei: *ab*duzieren). **c** Beugung in den MP-Gelenken und Streckung in den IP-Gelenken: Mm. lumbricales. **d** Adduktion des Daumens: M. adductor pollicis. **e** Sensible Innervation

2.3 Prüfung der motorischen Funktion des Nervus ulnaris

2.3.1 Adduktion der Finger

- Bitten Sie den Patienten, die Hand flach auf eine Unterlage zu legen und die Finger zu adduzieren, indem er etwas Dünnes wie eine Karte zwischen ihnen einklemmt.
- Bitten Sie den Patienten, festzuhalten und zu versuchen es zu verhindern, dass Sie die Karte herausziehen (Abb. 2.6).
- Wenn die Metakarpalköpfe auch nur 1 cm von der Unterlage abgehoben werden, kommt es zu einer deutlichen, scheinbaren Steigerung der Adduktorenkraft (siehe unten). Testen Sie dies an sich selbst!
- Es ist entscheidend, dass die Hand flach aufliegt, um dieses falsche Ergebnis zu vermeiden, das darauf beruht, dass die Adduktorenkraft durch die langen Beuger ausgeübt wird, sowie durch die Anatomie der MP-Gelenke, die auf einem Kreisbogen liegen und bei der Beugung ebenfalls eine Adduktorenkraft erzeugen.

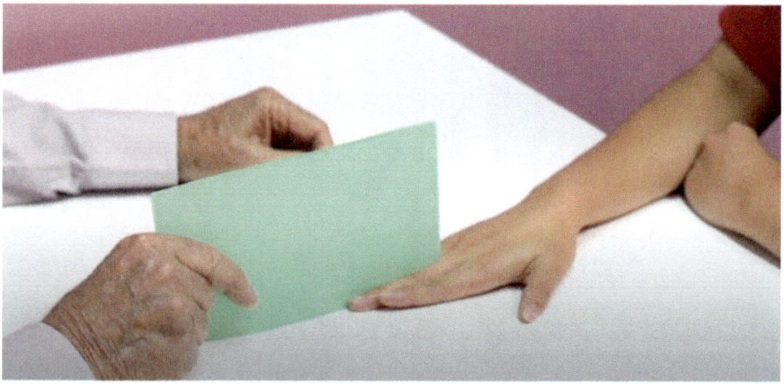

Abb. 2.6 Testung der Adduktorenfunktion

2.3.2 Abduktion der Finger

- Bitten Sie den Patienten, die Finger vollständig zu spreizen und Ihrem Versuch, die Abduktion zu überwinden, Widerstand zu leisten (Abb. 2.7).
- Testen Sie gezielt die Abduktion des Zeigefingers, da Sie so die Masse des ersten M. interosseus dorsalis sehen und tasten können (Abb. 2.8).
- Bei lang bestehender Ulnarisläsion atrophiert dieser Muskel deutlich, wie in Abb. 2.9 zu sehen ist, wo die Atrophie des ersten M. interosseus dorsalis klar erkennbar ist. Beachten Sie auch die Krallenstellung von Ring- und Kleinfinger infolge einer Ulnarisläsion.

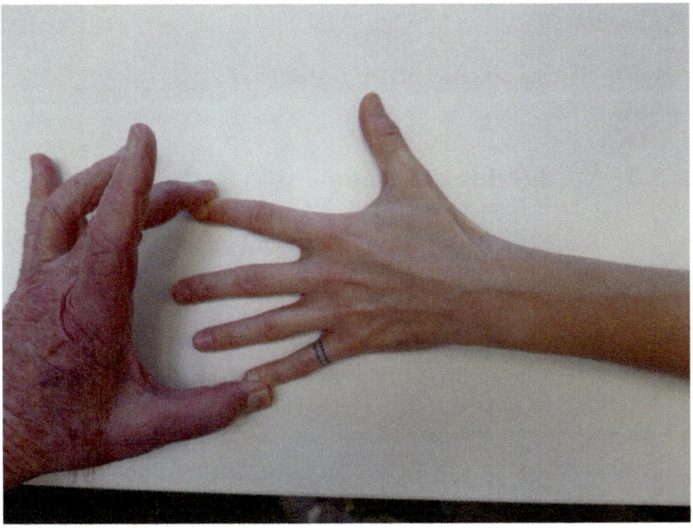

Abb. 2.7 Testung der Abduktorenfunktion

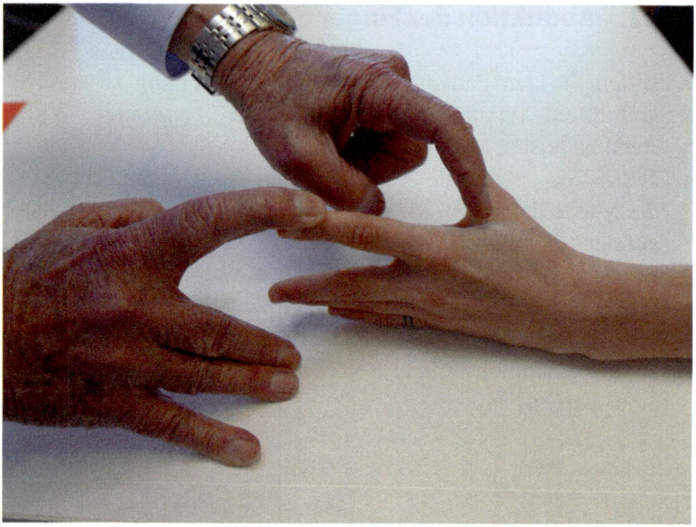

Abb. 2.8 Testung des ersten M. interosseus dorsalis

2.3.3 Adduktion des Daumens

- Die Adduktion des Daumens wird geprüft, indem die Daumenkuppe an die radiale Seite des Zeigefingers geführt wird, wie beim Schlüsselgriff.
- Bitten Sie den Patienten, ein Stück Papier oder Karte zwischen Daumen und Zeigefinger beider Hände festzuhalten, während Sie dies von der Gegenseite ebenfalls tun.
- Bitten Sie den Patienten, zu verhindern, dass Sie das Papier herausziehen.
- Bei normaler Funktion des N. ulnaris kann der Patient das Papier festhalten.
- Bei einer Ulnarisläsion, wenn die Funktion des M. adductor pollicis geschwächt oder ausgefallen ist, versucht der Patient, das Papier mit dem langen Daumenbeuger zu halten, was zu einer deutlichen Beugung im IP-Gelenk führt (Abb. 2.10). Dies wird als positives Froment-Zeichen bezeichnet.

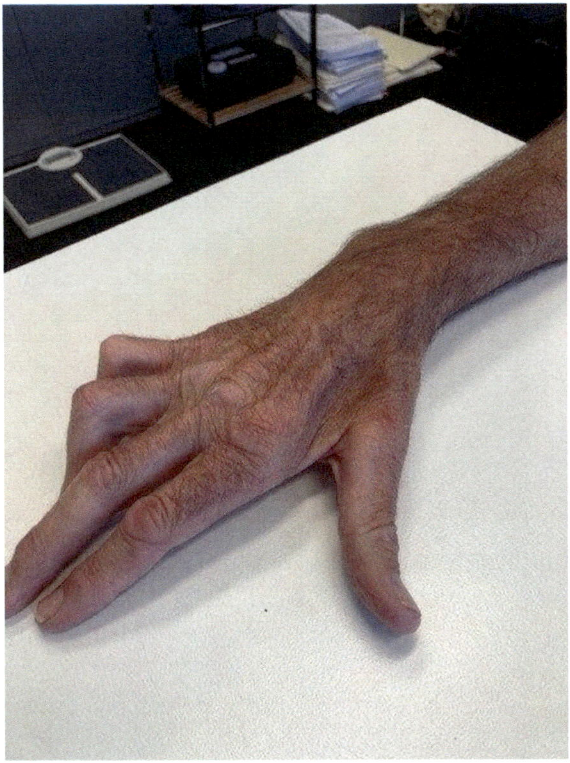

Abb. 2.9 Krallenhand: Atrophie des ersten M. interosseus dorsales und Krallenstellung von Ring- und Kleinfinger

- Es ist bemerkenswert, dass beim Testen der Daumenadduktion an einer normalen Hand das IP-Gelenk des Daumens in leichter Beugung gehalten wird (Abb. 2.11). Testen Sie dies an sich selbst. Dies ist auf die Wirkung des M. flexor pollicis longus (FPL) zurückzuführen. Wäre dies nicht der Fall, würde das IP-Gelenk des Daumens einfach in die Überstreckung gehen. Der lange Beuger stabilisiert also das IP-Gelenk und arbeitet mit dem M. adductor pollicis zusammen, um maximale Kraft zu erzeugen.

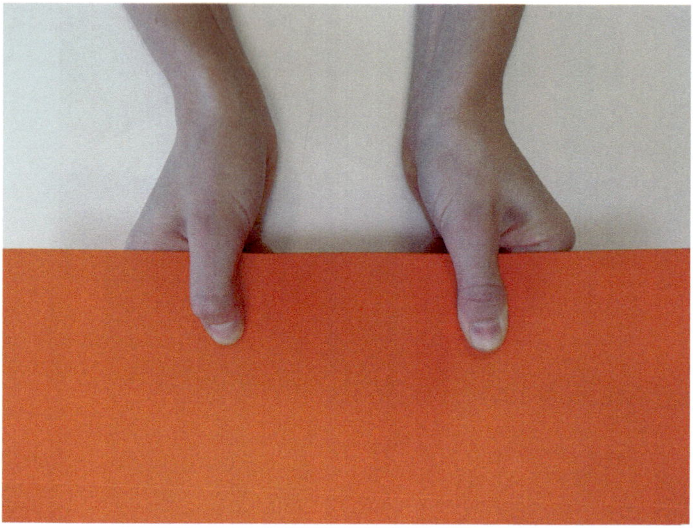

Abb. 2.10 Positives Froment-Zeichen an der rechten Hand des Patienten

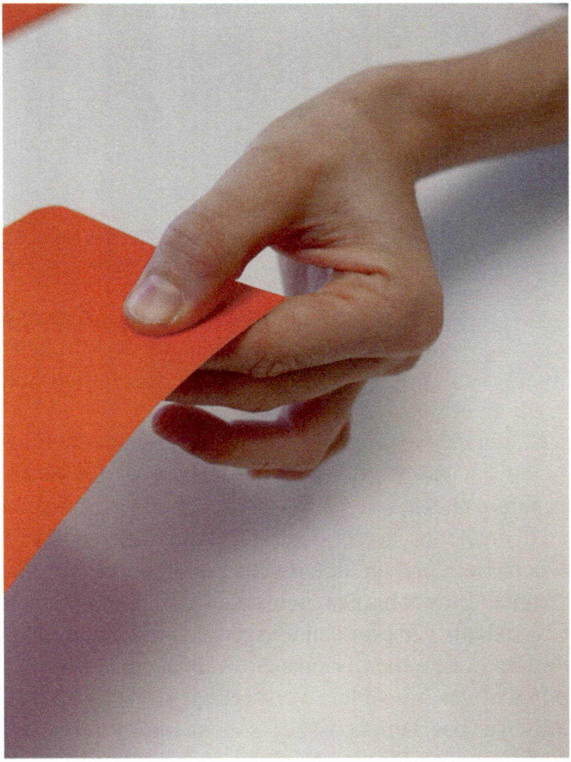

Abb. 2.11 Beugung des IP-Gelenks des Daumens bei Adduktion

2.4 Prüfung der sensiblen Funktion des Nervus ulnaris

(Es ist hilfreich, hier die sensible Versorgung der drei Nerven, die die Hand innervieren – N. radialis, N. ulnaris und N. medianus – zu betrachten.)

Abb. 2.12 zeigt die allgemein akzeptierte sensible Innervation der Hand.

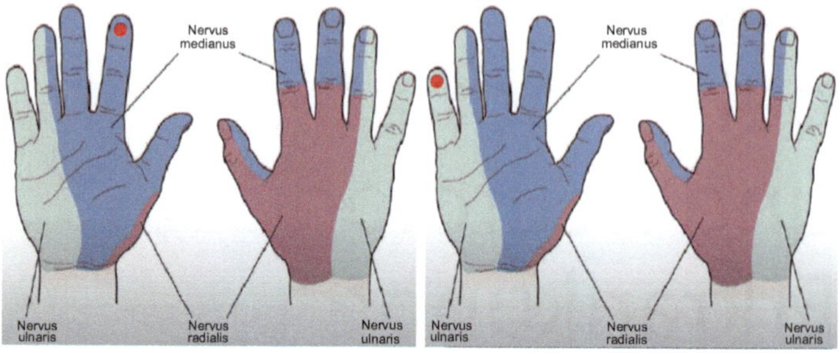

Abb. 2.12 Handfläche mit autonomen Zonen von N. medianus und N. ulnaris

- Der N. ulnaris versorgt die medialen eineinhalb Finger sowohl auf der palmaren als auch auf der dorsalen Seite sowie den angrenzenden Teil der Handfläche und des Handrückens.
- Der N. medianus versorgt den übrigen Teil der Handfläche und den Handrücken der distalen Abschnitte der lateralen dreieinhalb Finger bis etwa zwischen DIP- und PIP-Gelenk.
- Der N. radialis versorgt den übrigen Teil des Handrückens.
- Trotz der oben beschriebenen Verteilung gibt es Überlappungen der sensiblen Versorgungsgebiete. Es ist daher wichtig zu beachten, dass es sogenannte autonome Zonen gibt, die sehr spezifisch von einem bestimmten Nerv versorgt werden.
- Für den N. medianus ist dies die Kuppe des Zeigefingers, für den N. ulnaris die Kuppe des Kleinfingers (Abb. 2.12), für den N. radialis der Zwischenraum auf dem Handrücken zwischen Daumen und Zeigefinger (Abb. 2.13).

Wie bei sensiblen Tests allgemein sollte die Untersuchung langsam und sorgfältig erfolgen. Der Patient muss verstehen, was Sie tun, und genügend Zeit haben, um zu reagieren. Die Sensibilitätsprüfung sollte wiederholt und immer mit der Gegenseite verglichen werden.

Ich bevorzuge die Verwendung eines Kirschner-Drahtes (K-Draht) mit einem gebogenen Ende, damit er nicht wegrollt

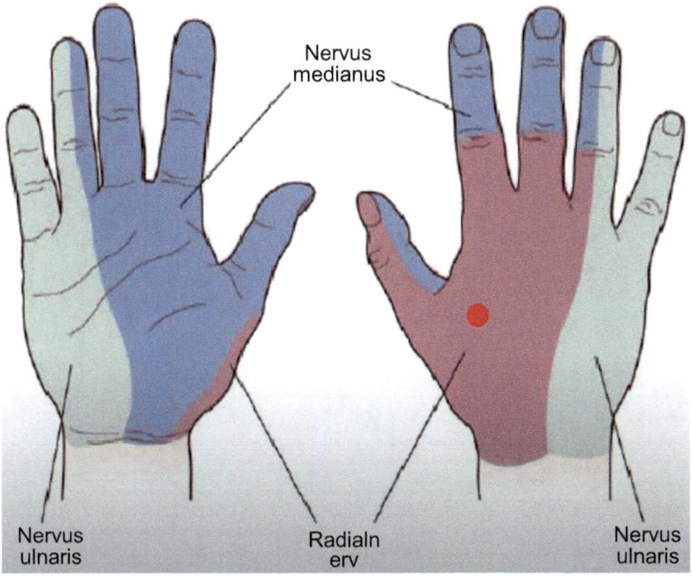

Abb. 2.13 Handrücken mit autonomer Zone für N. radialis

und die Spitze nicht scharf genug ist, um die Haut zu durchdringen und eine Blutung zu verursachen (Abb. 2.14).

Hinweis: Bei der Beurteilung der Beeinträchtigung nach AMA5 wird das Ausmaß des Sensibilitätsverlusts mittels Zwei-Punkt-Diskrimination bestimmt (AMA Guides to the Evaluation of Permanent Impairment, Fifth Edition, Seite 447, Tab. 16.5).

Wie prüft man die Sensibilität der Hand bei einem bewusstlosen Patienten oder einem Kind, das zu jung ist, um zu verstehen? Hier drei Vorschläge:

- Bei Nervenschädigung kommt es zum Verlust der autonomen Versorgung der Finger und zum Ausfall der Schweißsekretion (Sudomotorik). Dadurch fühlt sich die Fingerkuppe des betroffenen Fingers im Vergleich zu den nicht betroffenen Fingern trocken an. Das Erkennen des Unterschieds erfordert sorgfältige Untersuchung und Übung!

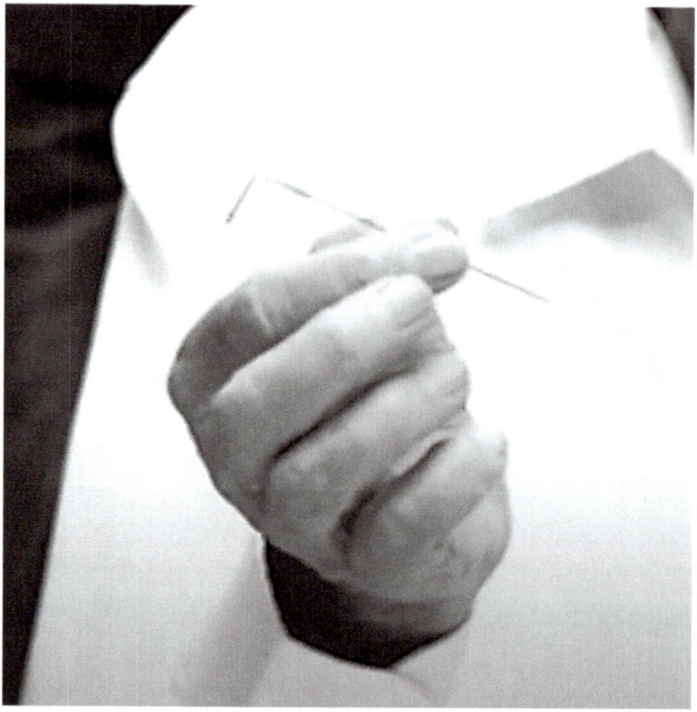

Abb. 2.14 K-Draht

- Der sogenannte „Geigentest“ wird durchgeführt, indem ein glatter Kunststoffgegenstand wie ein Kugelschreiber über den Finger gestrichen wird. Bei normaler Sensibilität und damit normaler Schweißsekretion ist das Überstreichen mit einem glatten Gegenstand mit einem leichten Widerstandsgefühl verbunden (Abb. 2.15). Bei Sensibilitätsverlust und trockener Haut (wegen fehlender Schweißsekretion) ist der Widerstand deutlich geringer. Dies kann man an einem eigenen normalen Finger demonstrieren und dann den Test nach Auflegen eines Papiertuchs zwischen Finger und Stift wiederholen (Abb. 2.16).

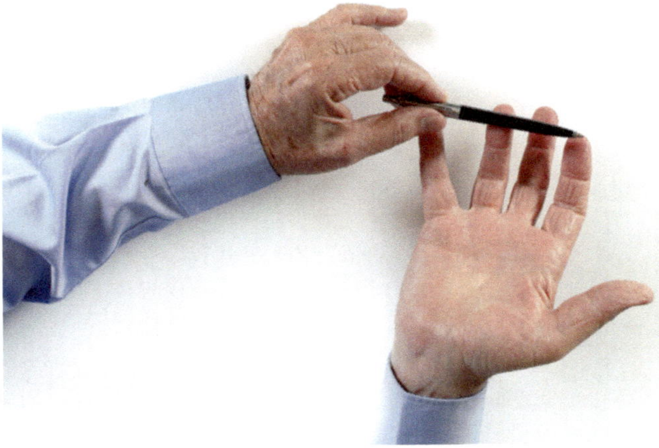

Abb. 2.15 Geigentest

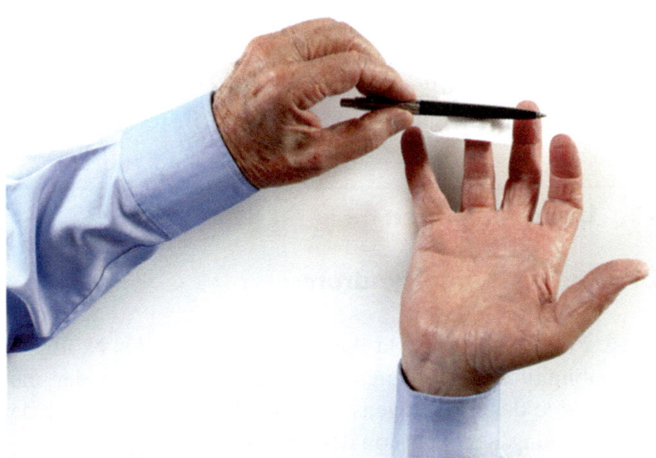

Abb. 2.16 Geigentest mit Papiertaschentuch

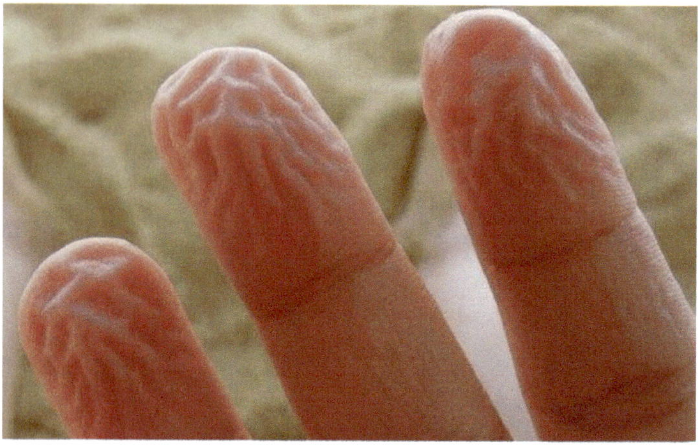

Abb. 2.17 „Runzeltest“

- Der „Runzeltest“: Nach längerem Aufenthalt im Wasser, insbesondere im warmen Wasser, bemerkt man, dass die Haut der Fingerkuppen schrumpelig wird (Abb. 2.17). Dies geschieht bei denervierten Fingern nicht. Der Mechanismus wird auf Vasokonstriktion zurückgeführt, über den evolutionären Sinn wird viel diskutiert.

2.5 Ulnarisläsionen

2.5.1 Kubitaltunnelsyndrom

- Diese Erkrankung entsteht durch Kompression des N. ulnaris im Kubitaltunnel oder angrenzenden Strukturen an der medialen Seite des Ellenbogens. Dies ist die häufigste Stelle der Einklemmung/Kompression des Nervs.

2.5.1.1 Symptome

- Taubheit und Parästhesien im kleinen Finger und in der ulnaren Hälfte des Ringfingers.
- Die Symptome treten entweder spontan auf oder stehen im Zusammenhang mit längerer Ellenbogenbeugung, beispielsweise beim Telefonieren, oder mit Druck auf die mediale Ellenbogenseite auf einer festen Unterlage, etwa beim langen Autofahren mit auf der Armlehne abgestütztem Ellenbogen.
- Es kann zu Schwäche der vom N. ulnaris innervierten intrinsischen Handmuskeln kommen.

2.5.1.2 Klinische Zeichen

- Positives Tinel-Zeichen (Klopfen über den N. ulnaris an der posteromedialen Ellenbogenseite löst Parästhesien im Versorgungsgebiet des N. ulnaris aus).
- Schwäche oder Atrophie der vom N. ulnaris versorgten intrinsischen Handmuskeln.
- In schweren Fällen kann sich eine ulnare Krallenhand entwickeln.

2.5.2 Loge-de-Guyon-Syndrom (distale Ulnarisloge)

- Kompression des distalen N. ulnaris auf Höhe des Handgelenks beim Eintritt in die Hand durch den Guyon-Kanal*, wo sich der Nerv in einen oberflächlichen sensiblen und einen tiefen motorischen Ast teilt (eine seltene Erkrankung)
- Die klinischen Zeichen hängen von der Kompressionsstelle im Kanal ab und führen zu:
- kombiniertem motorischen und sensiblen Ausfall
- reinem Sensibilitätsausfall
- reinem motorischen Ausfall

- Unterscheidung zum Kubitaltunnelsyndrom:
  - Tinel-Zeichen positiv am Handgelenk statt am Ellenbogen
  - Normale Sensibilität am Handrücken (der dorsale Hautast windet sich um die distale Ulna proximal des Guyon-Kanals* und bleibt daher bei distalen, nicht aber bei proximalen Läsionen verschont)
  - Keine Beteiligung der ulnaren extrinsischen Muskulatur

2.5.2.1 *Guyon-Kanal: Anatomische Begrenzungen

- Reicht vom Niveau des Os pisiforme bis zum Os hamatum – etwa 4 cm lang (Abb. 2.18)
- Begrenzungen:
  - Boden – Retinaculum flexorum
  - Dach – Ligamentum carpi palmare
  - Medial (ulnar) – Os pisiforme, M. abductor digiti minimi
  - Lateral (radial) – Hakenbein

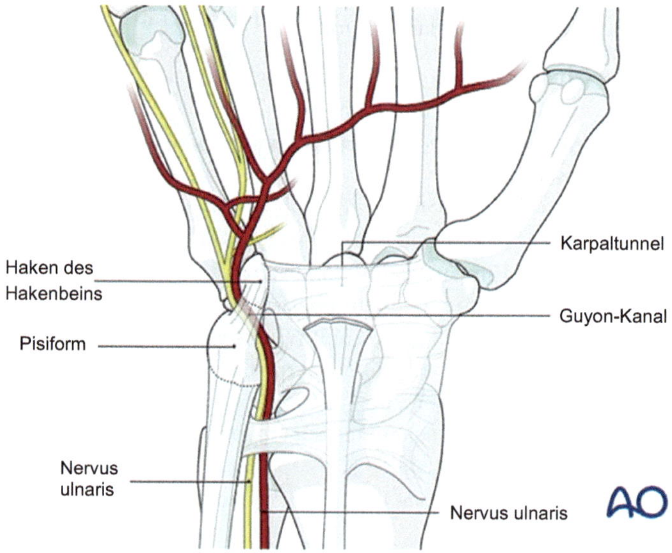

Abb. 2.18 Guyon-Kanal–anatomische Begrenzungen

2.6 Ulnare Krallenhand

2.6.1 Eine Erklärung der Deformität

Abb. 2.19 zeigt die typische Deformität bei einer ulnaren Krallenhand mit Überstreckung im Bereich der MP-Gelenke und Beugung sowohl im PIP- als auch im DIP-Gelenk des Ring- und Kleinfingers.

Die Erklärung dieser Deformität ist sehr lehrreich und befriedigend. Es müssen jedoch zwei verschiedene Aspekte in diesem Zusammenhang verstanden werden. Erstens der Unterschied zwischen einer Parese ohne und einer Parese mit muskulärer Dysbalance und zweitens das Verständnis der Funktion der intrinsischen Handmuskulatur.

1. *Unterschied zwischen einer Parese mit muskulärer Dysbalance und einer Parese ohne muskuläre Dysbalance (am Beispiel des N. radialis)*

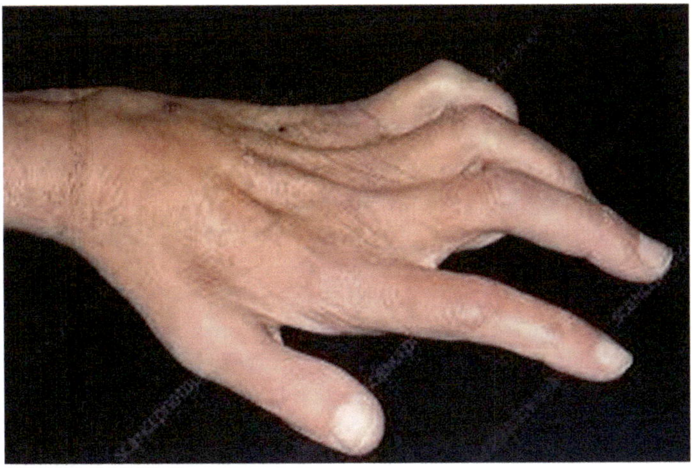

Abb. 2.19 Ulnare Klauenhand

- Angenommen, eine Person hat eine komplette Läsion des N. radialis im Oberarm, die nicht ausheilt.
- Dies führt zum Verlust der Streckfunktion des Handgelenks mit resultierender Fallhand und letztlich zu einer Deformität durch die ungehinderte Wirkung der Handgelenksbeuger.
- Dies ist eine Parese mit muskulärer Dysbalance, die zu einer Deformität führt.
- Nehmen wir nun an, eine Person hat eine Plexus-brachialis-Läsion mit Verlust sowohl der Beuge- als auch der Streckfunktion des Handgelenks.
- Dies ist eine Parese ohne muskuläre Dysbalance, die zu einer Schlaffheit führt.
- Eine Parese mit muskulärer Dysbalance führt also zu einer Deformität; eine Parese ohne muskuläre Dysbalance führt zu schlaffer Lähmung.

Es ist bemerkenswert, dass die Behandlung dieser beiden Zustände sehr unterschiedlich ist. (Bitte beachten Sie, dass dies allgemeine chirurgische/orthopädische Prinzipien sind, die auf jede ähnliche Situation anwendbar wären).

- Bei einer Parese mit muskulärer Dysbalance des Handgelenks durch Lähmung der Streckmuskulatur und noch vorhandener Beweglichkeit der Deformität besteht die Behandlung darin, eine der Beugesehnen des Handgelenks auf die Strecksehnen zu übertragen, um eine gewisse Streckfunktion zu ermöglichen und so das Gleichgewicht wiederherzustellen.
- Andererseits, wenn eine Parese ohne muskuläre Dysbalance durch Lähmung der Beuge- und Streckmuskulatur vorliegt, die zu Schlaffheit führt, besteht die Behandlung in der Stabilisierung, entweder extern mittels Schiene oder intern durch Versteifung des Handgelenks.

Zustand	Folge	Behandlung
Parese mit muskulärer Dysbalance →	Deformität →	Sehnentransfer
Parese ohne muskuläre Dysbalance →	Schlaffheit →	Stabilisierung (extern/intern)

2. *Funktion der intrinsischen Muskulatur*
   - Der zweite Aspekt oder das zweite Prinzip, das es zu verstehen gilt, betrifft die Funktion der intrinsischen Muskulatur der Hand.
   - Abb. 2.20 zeigt, dass die Kontraktion der intrinsischen Muskulatur eine Beugung in den MP-Gelenken und eine Streckung in den IP-Gelenken bewirkt.
   - Es ist wichtig zu erkennen, dass die langen Beuger keinen direkten Einfluss auf die MP-Gelenke haben und dass die Beugung dieser Gelenke der Beugung der DIP- und PIP-Gelenke in einer „Roll-up-Bewegung" folgt.
   - Daher kann, wenn die Finger gestreckt sind, keine „Roll-up-Bewegung" stattfinden, und die einzige Möglichkeit, die MP-Gelenke zu beugen, ist über die intrinsische Muskulatur.

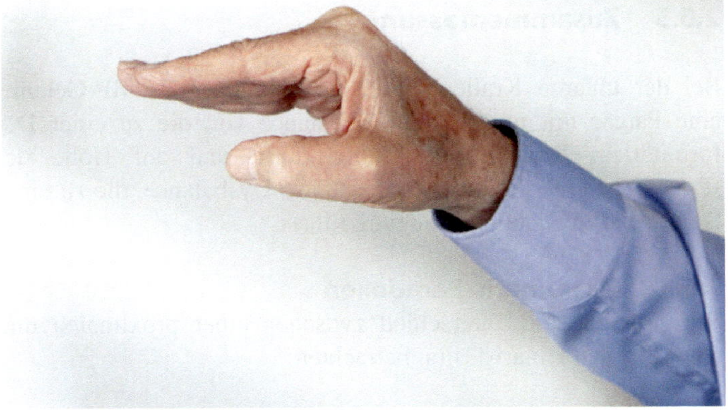

Abb. 2.20 Intrinsische Funktion: Beugung MP, Streckung IP

2.6.2 Erklärung der Deformität der ulnaren Krallenhand[1]

- Beachten Sie erneut die Deformität bei einer ulnaren Krallenhand mit Überstreckung oder Hyperextension im Bereich der MP-Gelenke und Beugung in den IP-Gelenken des Ring- und Kleinfingers.
- Konzentrieren wir uns zunächst auf die MP-Gelenke und erinnern uns daran, dass die intrinsische Muskulatur die Beugung dieser Gelenke bewirkt. Bei einer Ulnarisläsion mit Funktionsverlust der intrinsischen Muskulatur geht die Beugung der MP-Gelenke verloren, während eine aktive (unbalancierte) Streckung weiterhin möglich ist.
- Es liegt also eine Parese mit muskulärer Dysbalance vor, die zu einer Deformität in Richtung Streckung führt.
- Auf Höhe der IP-Gelenke funktionieren die langen Beuger weiterhin, während die Strecker (also die intrinsische Muskulatur) nicht mehr funktionieren, was zu einer Deformität in Richtung Beugung führt.

2.6.3 Zusammenfassung

Bei der ulnaren Krallenhand liegt auf Höhe des MP-Gelenks eine Parese mit muskulärer Dysbalance vor, die zu einer Deformität in Richtung Streckung führt, und auf Höhe der IP-Gelenke eine Parese mit muskulärer Dysbalance, die zu einer Deformität in Richtung Beugung führt.

2.6.3.1 Das Ulnaris-Paradoxon

Wir müssen den Unterschied zwischen einer proximalen und einer distalen Ulnarisläsion betrachten.

[1] Roger Pillemer, „*Handbook of upper extremity examination*" Springer 2022. Kapitel 4, Seiten 76–79.

- Bei der distalen Läsion bleibt die Funktion der langen Beugesehnen erhalten, was zu einer Parese mit muskulärer Dysbalance auf Höhe der IP-Gelenke führt, die wiederum – wie oben beschrieben – zu einer Deformität in Richtung Beugung führt.
- Bei einer proximalen Ulnarisläsion hingegen verlieren die langen Beuger von Klein- und Ringfinger (FDP) ihre Innervation, sodass statt einer Parese mit muskulärer Dysbalance am DIP-Gelenk in Richtung Beugung eine balancierte Lähmung vorliegt, die zu Schlaffheit statt zu einer Deformität führt.
- Die Deformität ist daher weniger auffällig.

Daher spricht man vom „Paradoxon“: Die proximale Ulnarisläsion führt zu einer geringeren Deformität als die distale Läsion, obwohl man normalerweise das Gegenteil erwarten würde.

Untersuchung der Hand

3

In meinem vorherigen Buch *Handbuch der Untersuchung der oberen Extremität*,[1] habe ich die Untersuchung der Hand unter drei Überschriften behandelt:

- Anatomie und Funktion der Hand
- Systematische Untersuchung der Hand
- Untersuchung spezifischer Krankheitsbilder der Hand

Was ich in diesem Kapitel tun möchte, ist die klinischen Zeichen zu beschreiben, nach denen wir bei der Untersuchung der Hand suchen und die wir erheben. Dies schließt die verschiedenen Tests und Zeichen ein, die in den Kapiteln dieses Buches zum N. medianus und N. ulnaris beschrieben werden.

3.1 Neurologisch

Drei Nerven versorgen die motorische und sensible Funktion der Hand, nämlich der Medianus-, der Ulnaris- und der Radialisnerv. Zu beachten ist, dass der Medianus- und der Ulnarisnerv sowohl

[1] *Roger Pillemer, Handbuch der Untersuchung der oberen Extremität. Ein praktischer Leitfaden*. Springer 2023.

R. Pillemer, *Körperliche Befunde bei orthopädischen und neurologischen Erkrankungen*,
https://doi.org/10.1007/978-3-032-23049-2_3

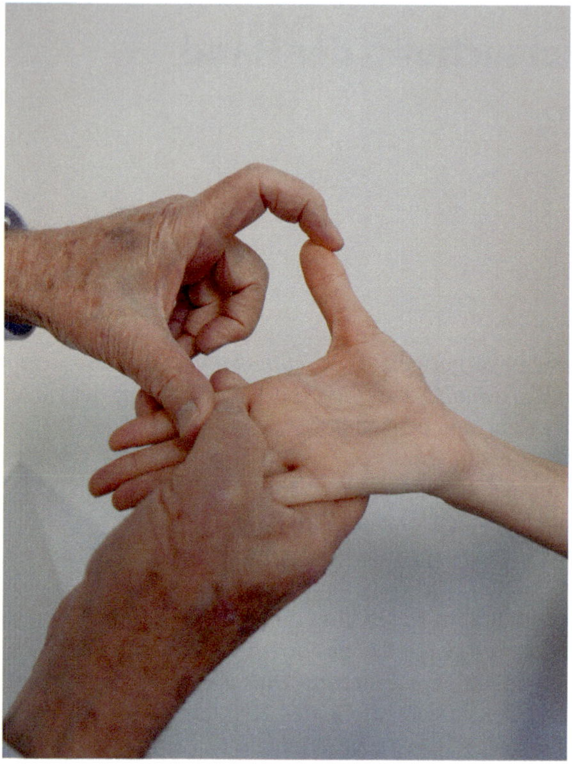

Abb. 3.1 Abduktion des Daumens

extrinsische als auch intrinsische Muskeln versorgen, während der Radialisnerv ausschließlich extrinsische Muskeln innerviert.

3.1.1 Motorische Funktion

Drei Tests für jeden Nerv:

3.1.1.1 Nervus medianus

1 Abduktion des Daumens (Abb. 3.1)
2 Opposition des Daumens (Abb. 3.2)
3 Daumenballen (Abb. 3.3)

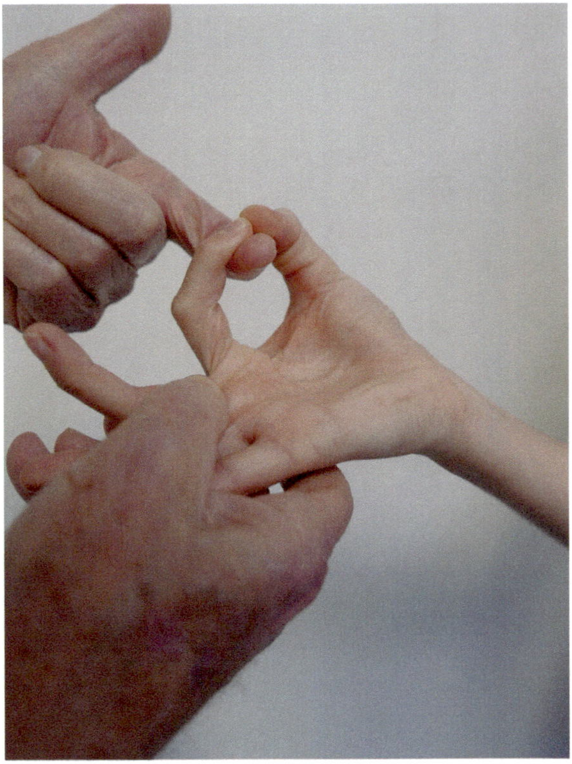

Abb. 3.2 Opposition des Daumens

3.1.1.2 Nervus ulnaris

1 Abduktion der Finger (Abb. 3.4)
2 Adduktion der Finger (Abb. 3.5)
3 Adduktion des Daumens – Froment-Zeichen (Abb. 3.6)

3.1.1.3 Nervus radialis

1 Extension des Handgelenks (Abb. 3.7)
2 Extension der Finger (Abb. 3.8)
3 Extension des Daumens (Abb. 3.9)

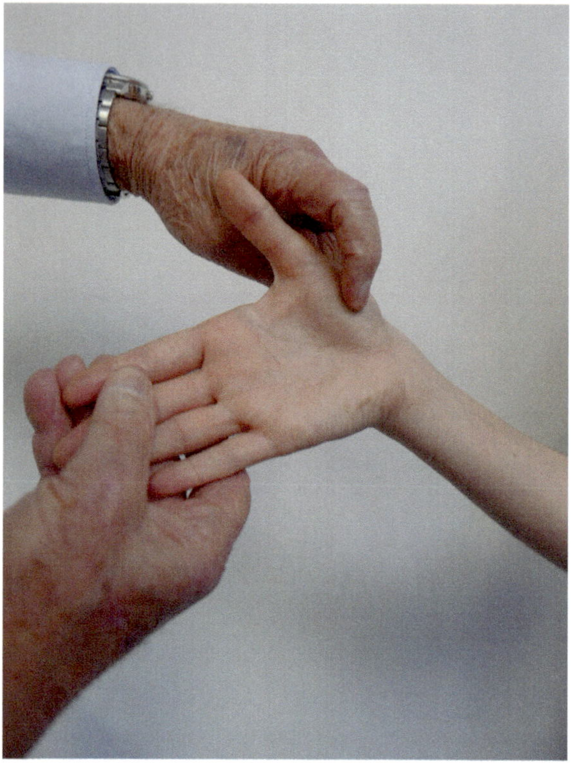

Abb. 3.3 Daumenballen

3.1.2 Intrinsische motorische Funktion

Wichtige Punkte:

- Kleine Muskeln, die in der Hand entspringen und ansetzen.
- Diese steuern und ermöglichen alle Feinbewegungen der Hand.
- Alle intrinsischen Muskeln, die den Daumen bewegen, werden vom N. medianus versorgt, mit Ausnahme des M. adductor pollicis, der vom N. ulnaris innerviert wird (Abb. 3.10).

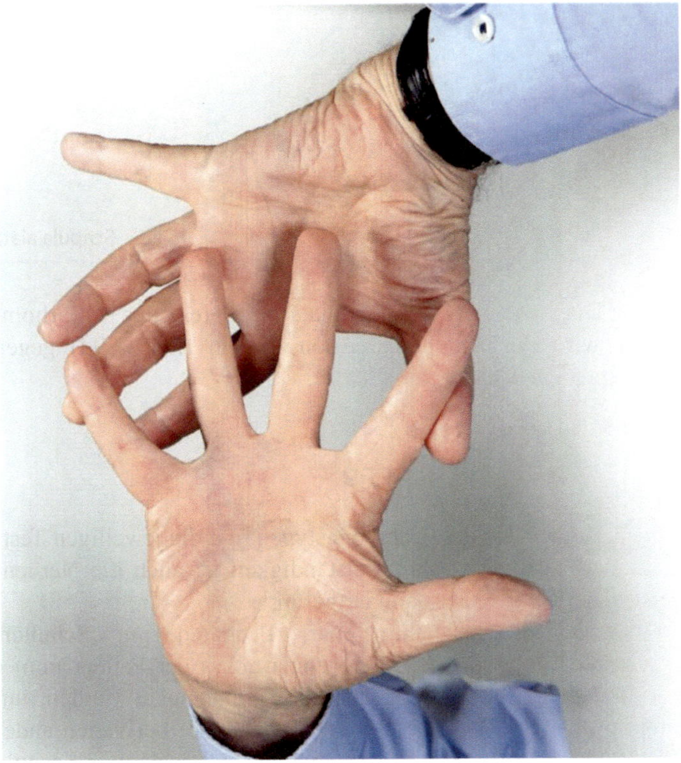

Abb. 3.4 Abduktion der Finger

- „LOAF" – die intrinsischen Muskeln, die vom N. medianus versorgt werden (Abb. 3.11)
  - Zwei *l*aterale Mm. lumbricales
  - M. *o*pponens pollicis
  - M. *a*bductor pollicis
  - M. *f*lexor pollicis brevis

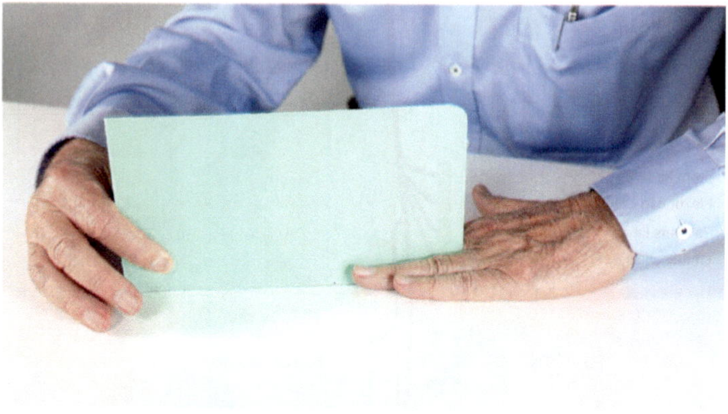

Abb. 3.5 Adduktion der Finger

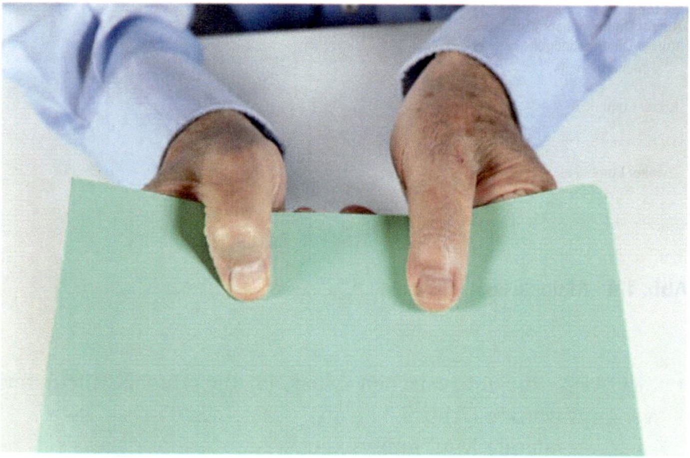

Abb. 3.6 Adduktion des Daumens – Froment-Zeichen

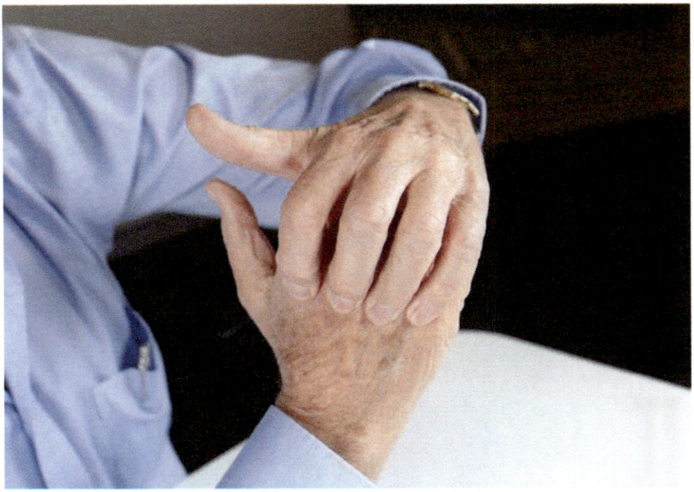

Abb. 3.7 Extension des Handgelenks

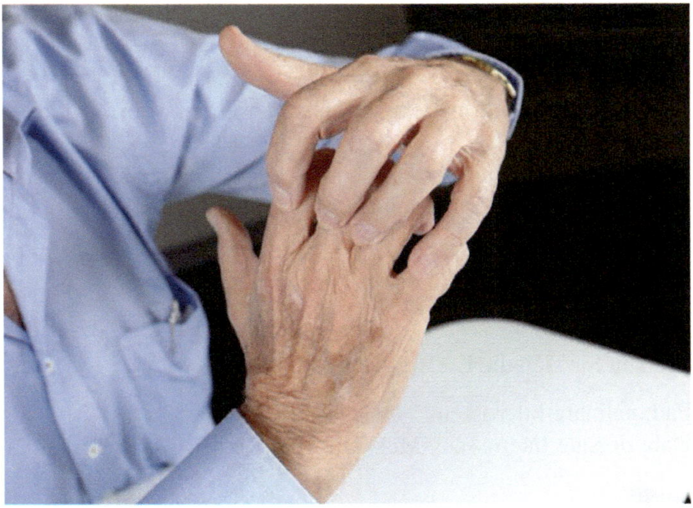

Abb. 3.8 Extension der Finger

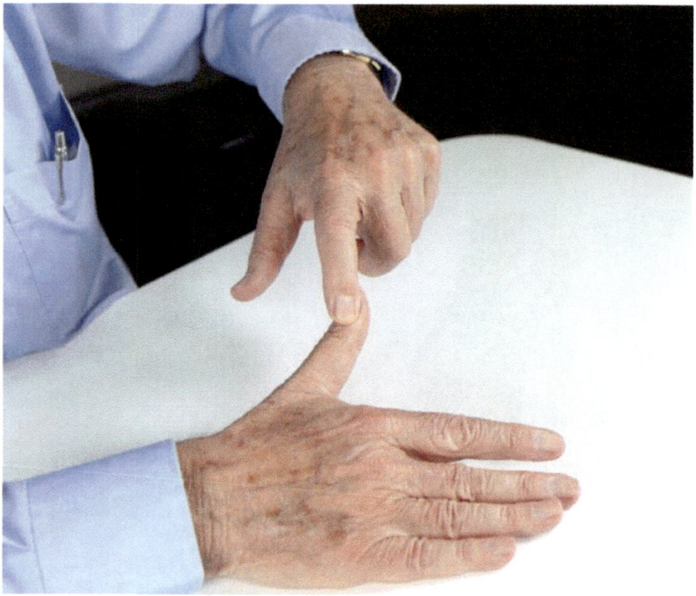

Abb. 3.9 Extension des Daumens

- Alle übrigen intrinsischen Muskeln werden vom N. ulnaris versorgt.
  - Hypothenarmuskeln
  - Zwei mediale Mm. lumbricales
  - M. adductor pollicis
  - M. palmaris brevis
  - Mm. interossei der Hand

Merken Sie sich die Eselsbrücke:

Pad: *p*almare Interosseus-Muskeln, a*d*duziert.
Dab: *d*orsale Interosseus-Muskeln, a*b*duziert.

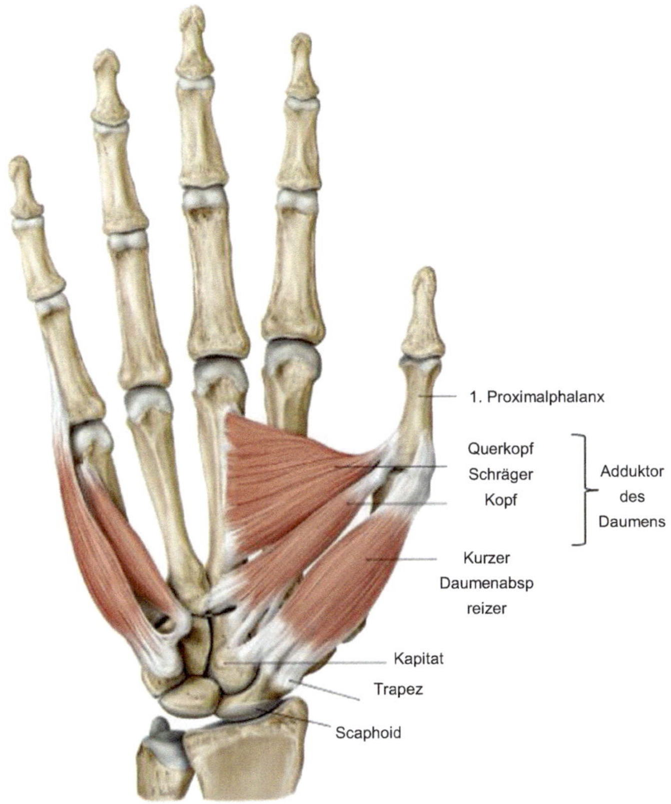

Abb. 3.10 M. adductor pollicis

3.1.3 Extrinsische motorische Funktion

- Die Extension von Handgelenk, Fingern und Daumen ist oben beschrieben und wird vollständig vom N. radialis versorgt.
- Die Beugung der Finger erfolgt durch die langen Beugesehnen, den M. flexor digitorum profundus (FDP), der an der Basis der Endphalanx ansetzt und die Beugung im DIP-Gelenk ermöglicht, sowie den M. flexor digitorum superficialis

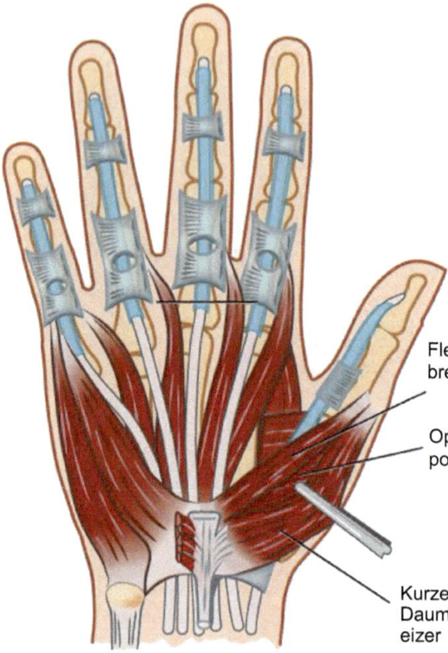

Abb. 3.11 Intrinsische Muskeln des N. medianus

(FDS), der an der Mittelphalanx ansetzt und die Beugung im PIP-Gelenk ermöglicht (Abb. 3.12).

- Um die Funktion des FDP zu isolieren, hält man das MP- und PIP-Gelenk in Extension; die Beugung, die dann im DIP-Gelenk erfolgt, ist ausschließlich auf den FDP zurückzuführen (Abb. 3.13).
- Um den FDS zu isolieren, hält man drei der vier Finger fest und beugt den verbleibenden Finger. Die Beugung erfolgt nun ausschließlich im PIP-Gelenk und ist nur auf den FDS zurückzuführen (Abb. 3.14). Testen Sie jeden Finger einzeln.
- Der M. flexor pollicis longus (FPL) des Daumens wird in ähnlicher Weise getestet (Abb. 3.15).

Abb. 3.12 Die Sehne des M. flexor digitorum superficialis teilt sich vor dem Ansatz an der Mittelphalanx

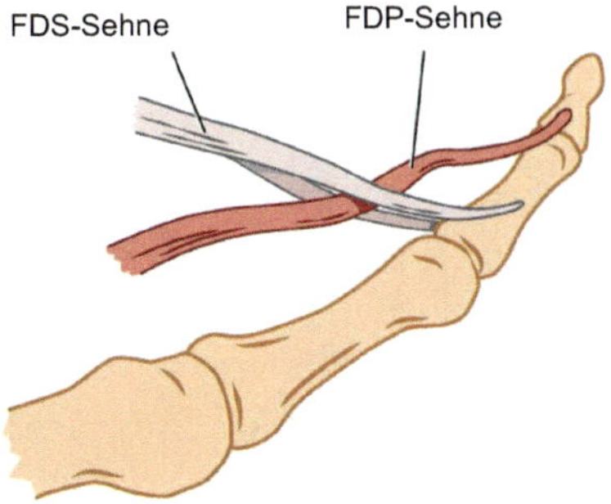

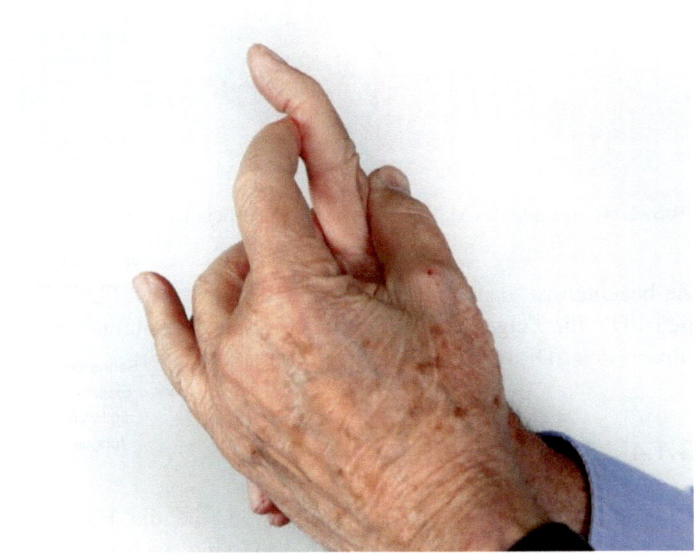

Abb. 3.13 Testung des M. flexor digitorum profundus (FDP)

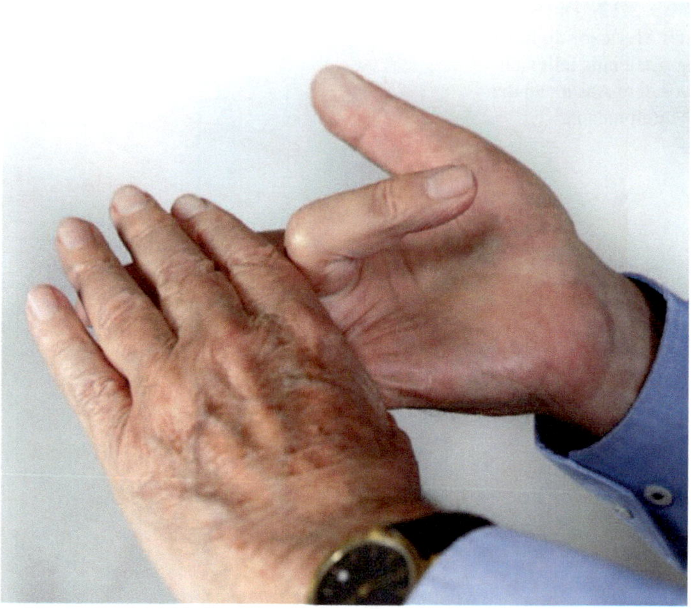

Abb. 3.14 Testung des M. flexor digitorum superficialis (FDS)

Zu beachten ist, dass der N. medianus den gesamten FDS sowie den FDP für Zeige- und Mittelfinger versorgt, während der N. ulnaris den FDP für Ring- und Kleinfinger innerviert.

3.1.4 Sensible Funktion

Die sensible Innervation der drei Nerven, die die Hand versorgen, ist in Abb. 3.16 dargestellt. Dort sind auch die „autonomen Zonen" zu sehen: die Fingerbeere des Zeigefingers für den N. medianus, die Fingerbeere des Kleinfingers für den N. ulnaris und der erste Zwischenfingerraum für den N. radialis.

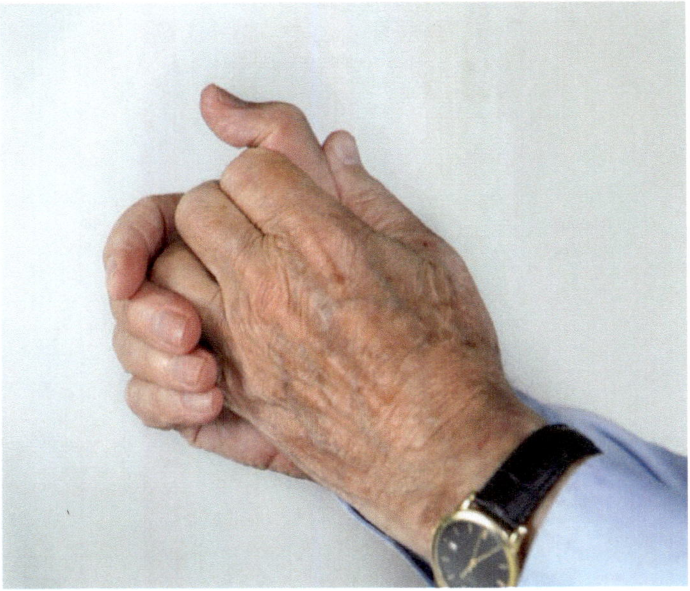

Abb. 3.15 Testung des M. flexor pollicis longus (FPL)

3.1.5 Screening-Test

20-Sekunden-Screening-Test für die motorische und sensible Funktion aller drei Nerven der Hand. Jeder Nerv steuert mindestens eine motorische Funktion in Bezug auf den Daumen:

- Abduktion für den Medianusnerv (Abb. 3.1)
- Adduktion für den Ulnarisnerv (Abb. 3.6)
- Extension für den Radialisnerv (Abb. 3.9)

Anschließend werden die drei autonomen sensiblen Zonen getestet, und der Screening-Test ist abgeschlossen!

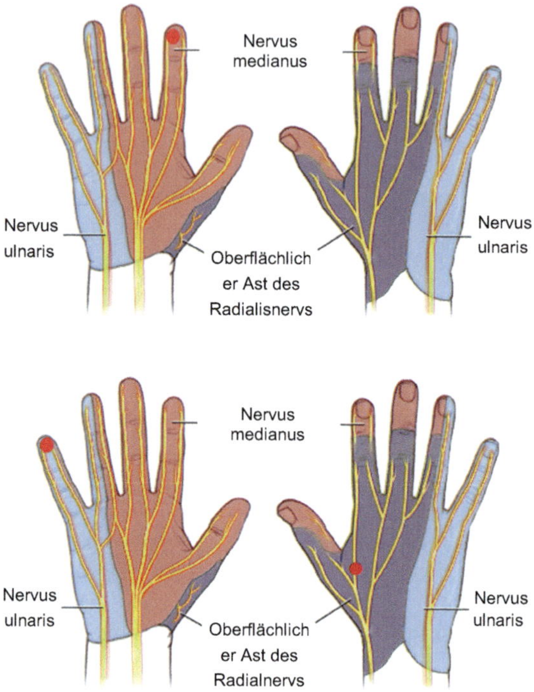

Abb. 3.16 Sensible Innervation der Hand einschließlich autonomer Zonen

3.1.6 Sensibilitätstest bei bewusstlosen Patienten oder Kindern, die zu jung zum Verstehen sind

Hier drei Vorschläge:

- Die Fingerbeere des betroffenen Fingers fühlt sich im Vergleich zu nicht betroffenen Fingern trocken an. Ursache ist der Verlust der autonomen Versorgung und damit der sudomotorischen Funktion (Schwitzen) bei Nervenschädigung.
- Der „Geigentest" (Abb. 3.17). Fährt man mit einem glatten Plastikgegenstand, beispielsweise einem Kugelschreiber, über

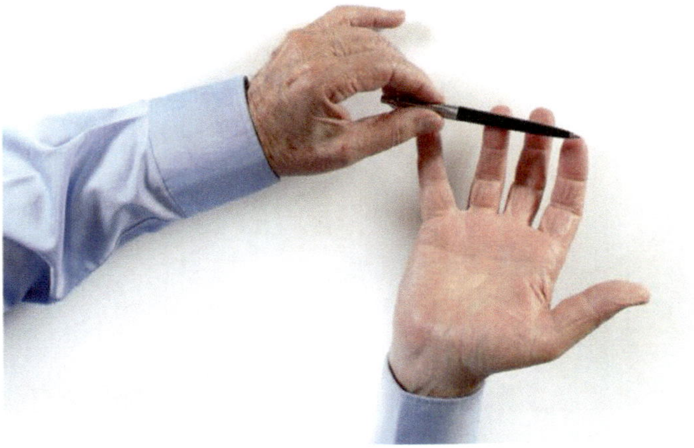

Abb. 3.17 „Geigentest“

die Fingerbeere, spürt man weniger Widerstand als bei einem normalen Finger, bedingt durch die Trockenheit infolge des oben genannten Schwitzverlusts.

- Der „Runzeltest“ (Abb. 3.18). Finger, die längere Zeit in Wasser getaucht werden, bekommen Falten. Dies tritt bei denervierten Fingern nicht auf.

3.1.7 Testung der Gefäßfunktion: Der Allen-Test

Die Blutversorgung der Hand erfolgt über die A. radialis und die A. ulnaris. Der Allen-Test zeigt die Durchgängigkeit dieser Gefäße.

- Drücken Sie sowohl die A. radialis als auch die A. ulnaris ab (Abb. 3.19).
- Lassen Sie den Patienten die Finger drei- bis viermal kräftig öffnen und schließen und dann offen lassen. Man wird feststellen, dass die Hand blass geworden ist (Abb. 3.20).

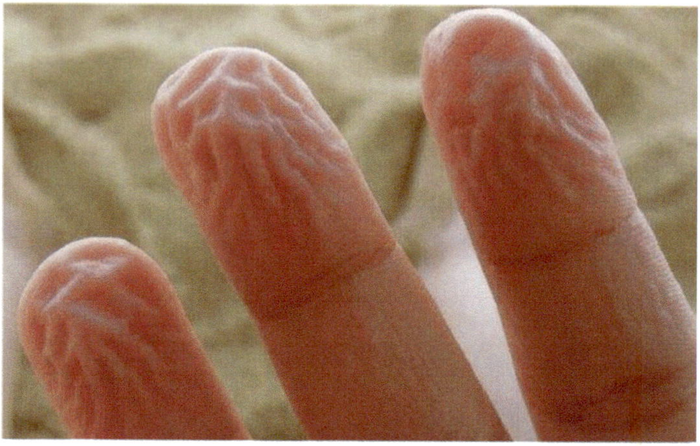

Abb. 3.18 „Runzeltest“

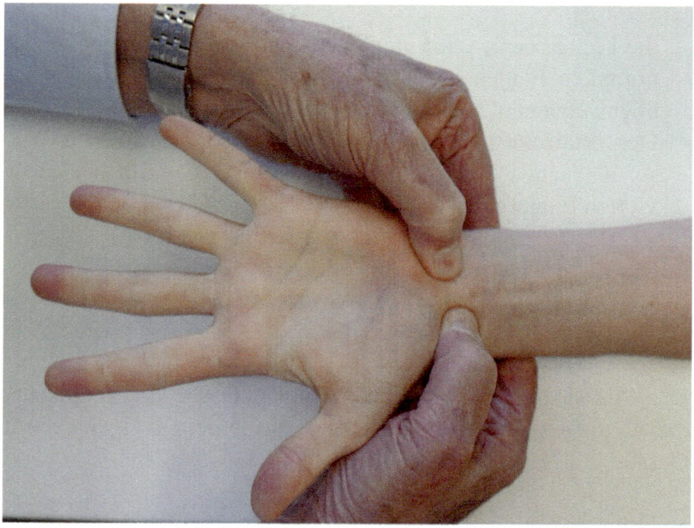

Abb. 3.19 Beide Arterien abdrücken

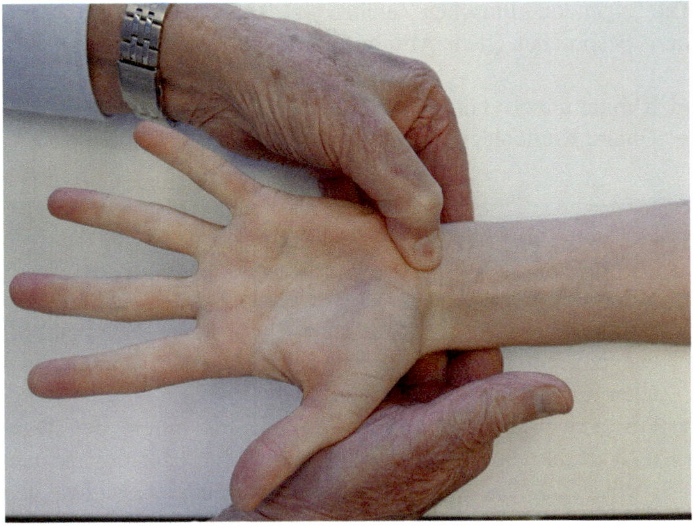

Abb. 3.20 Öffnen und Schließen – Hand wird blass

- Lassen Sie die A. radialis los und beobachten Sie, wie sich die Durchblutung der Hand wiederherstellt.
- Wiederholen Sie den Test von Anfang an, lassen Sie diesmal jedoch die A. ulnaris los und überprüfen Sie die Durchblutung.

Die folgenden klinischen Zeichen werden im Kapitel zum N. medianus besprochen (siehe Abschn. 1.4–1.6, S. 14–28):

- Karpaltunnelsyndrom
- Pronator-teres-Syndrom
- Interosseus-anterior-Syndrom – das „OK"-Zeichen
- Hohe Medianusläsionen – das „Benediction Sign"

Die folgenden klinischen Zeichen werden im Kapitel zum N. ulnaris besprochen (siehe Abschn. 2.3.3, 2.4, 2.5, S. 38–47):

- Kubitaltunnelsyndrom
- Ulnare Krallenhand

3.2 De-Quervain-Tendovaginitis

- Schwellung der Sehnen oder Einengung des ersten dorsalen Strecksehnenfachs [M. extensor pollicis brevis (EPB) und M. abductor pollicis longus (APL) auf der radialen Seite des distalen Radius] (Abb. 3.21).
- Positiver Finkelstein-Test: Den Patienten bitten, den Daumen in die Handfläche zu legen und eine Faust zu machen (Abb. 3.22). Die Ulnardeviation des Handgelenks löst den Schmerz aus.

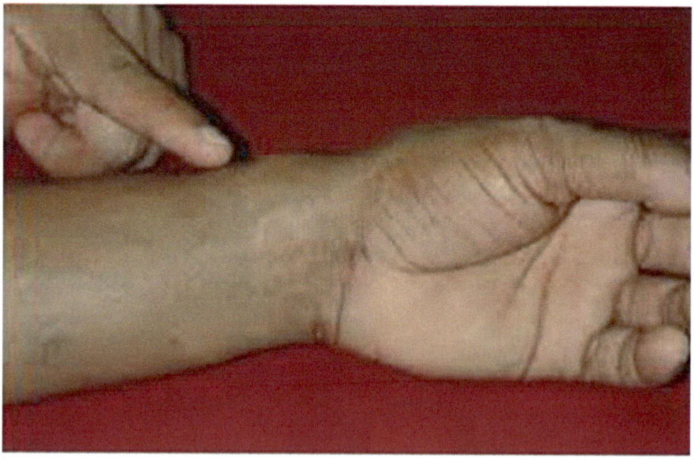

Abb. 3.21 De-Quervain-Schwellung

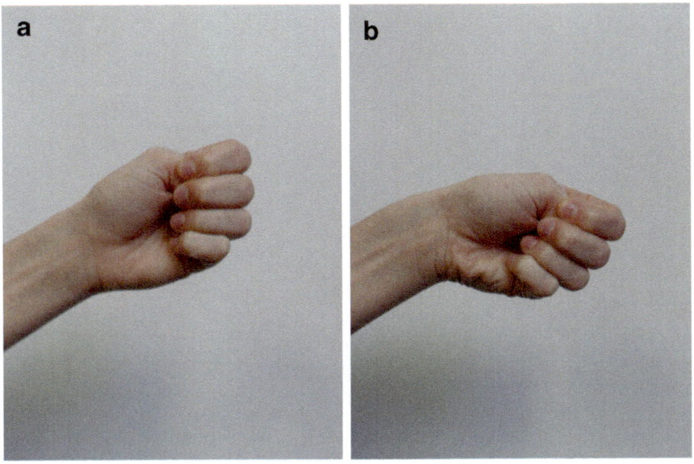

Abb. 3.22 Finkelstein-Test. **a** Neutralstellung. **b** Ulnarstellung

3.3 Laterale Epikondylitis (Tennisellenbogen)

- Lokalisierter Druckschmerz über dem lateralen Epikondylus (Abb. 3.23)
- Schmerzauslösung bei gegen Widerstand ausgeführter Extension des Handgelenks bei gestrecktem Ellenbogen (Abb. 3.24)
- Schmerzauslösung bei gegen Widerstand ausgeführter Extension des Mittelfingers bei gestrecktem Ellenbogen (Abb. 3.25)

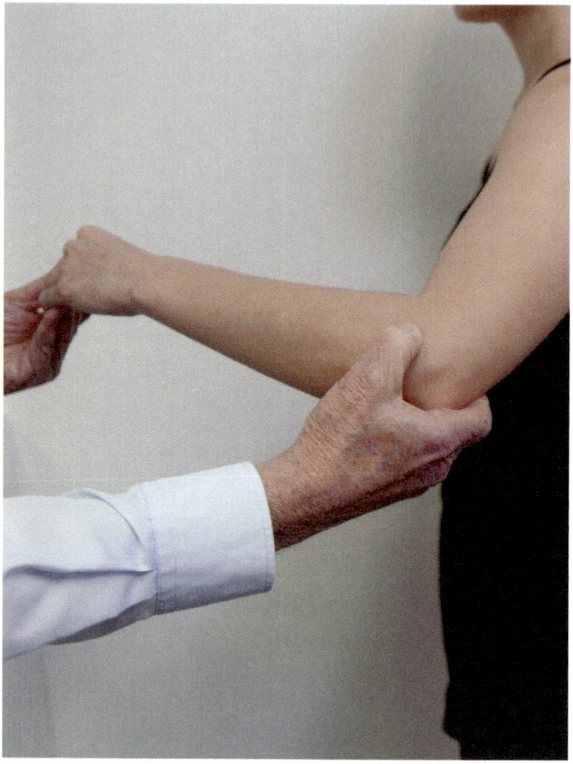

Abb. 3.23 Lokalisierter Druckschmerz über dem lateralen Epikondylus

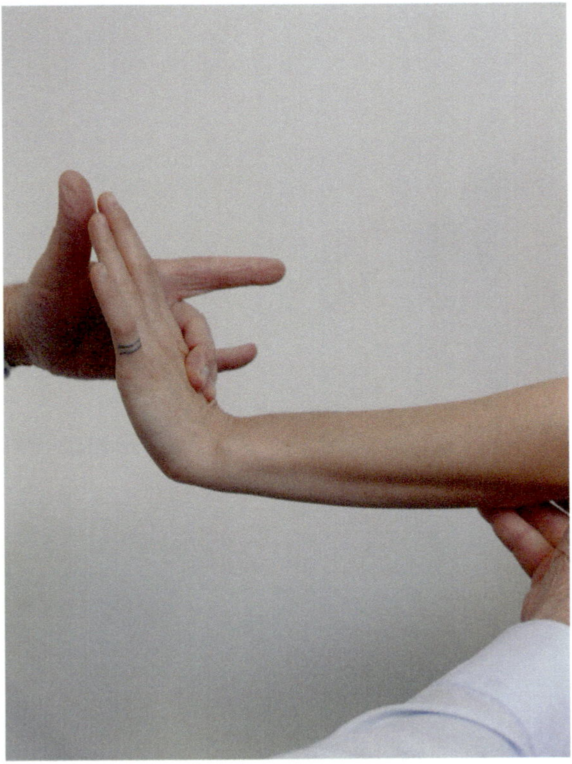

Abb. 3.24 Extension des Handgelenks gegen Widerstand

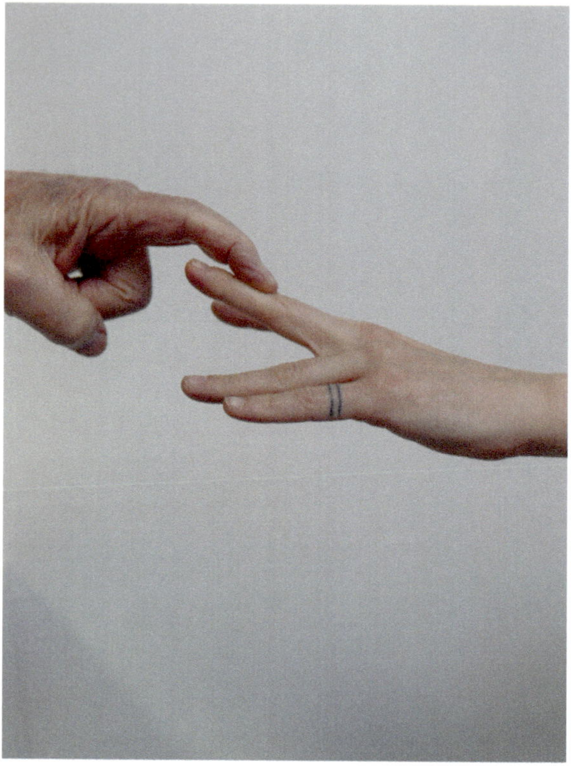

Abb. 3.25 Extension des Mittelfingers gegen Widerstand

3.4 Boutonnière-Deformität

- Verletzung des Ansatzes der Strecksehne an der Basis der Mittelphalanx
- Fixierte Beugedeformität im PIP-Gelenk und fixierte Streckung im DIP-Gelenk (Abb. 3.26)

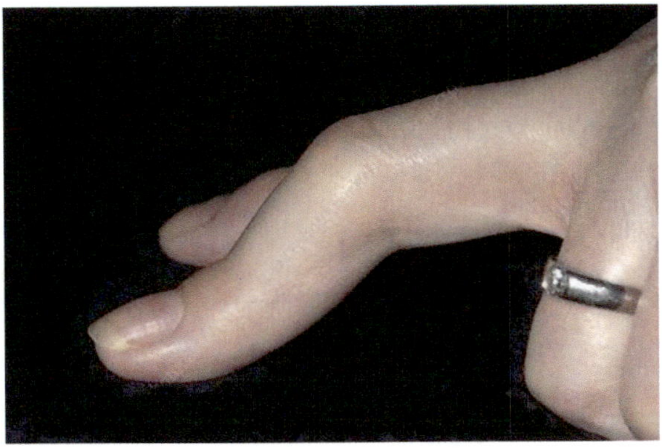

Abb. 3.26 Boutonnière-Deformität

3.5 Schwanenhalsdeformität

- Hyperextension im PIP-Gelenk des Fingers aufgrund einer Laxität der palmaren Platte (Abb. 3.27)

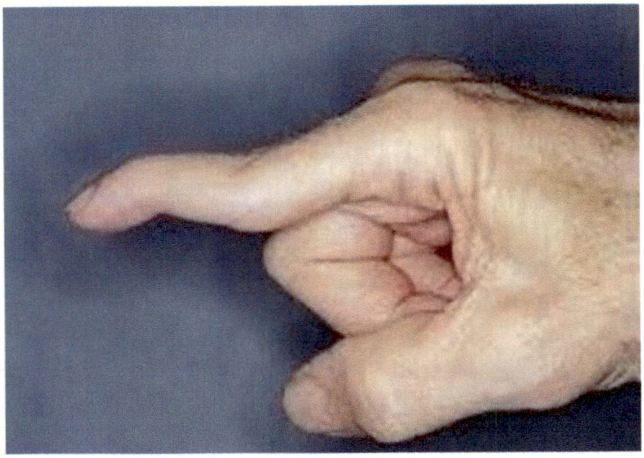

Abb. 3.27 Schwanenhalsdeformität

3.6 Mallet-Finger

- Traumatische Unterbrechung der Strecksehne an der Basis der distalen Phalanx mit entweder Sehnenruptur oder Ausriss eines Knochenfragments, was zu einer Unfähigkeit führt, das DIP-Gelenk aktiv zu strecken, sowie zu einer deutlichen Beugedeformität (Abb. 3.28)

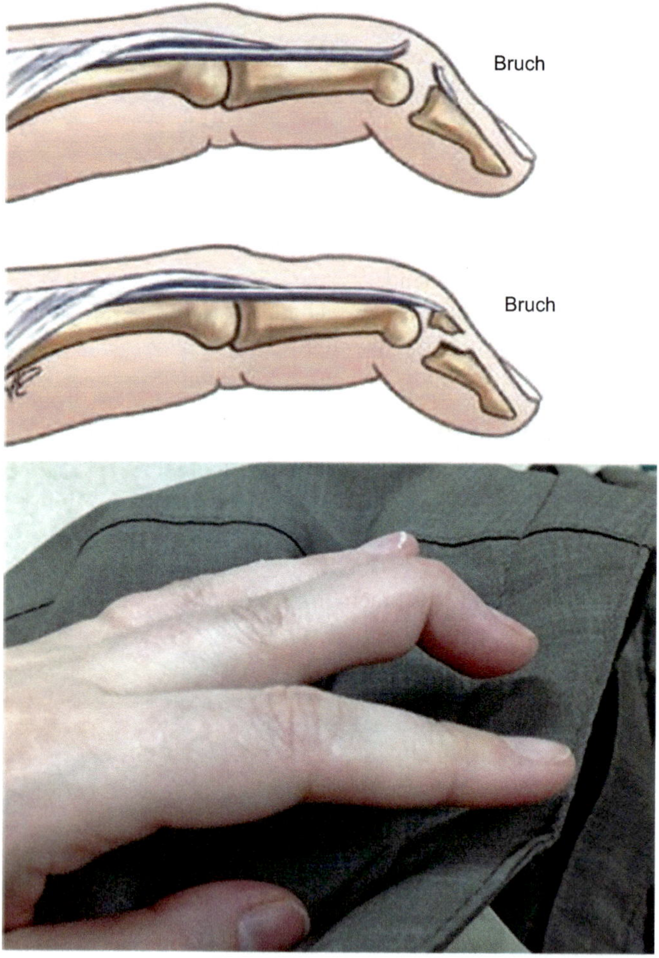

Abb. 3.28 Mallet-Finger-Deformität

3.7 Skapholunäre Instabilität

- Eine Schädigung des skapholunären Bandes kann zu einer Lücke zwischen Os scaphoideum und Os lunatum führen, die im Röntgenbild sichtbar ist (Abb. 3.29).
- Dies kann zu einem skapholunären Kollaps (SLAC-Wrist) führen (Abb. 3.30).

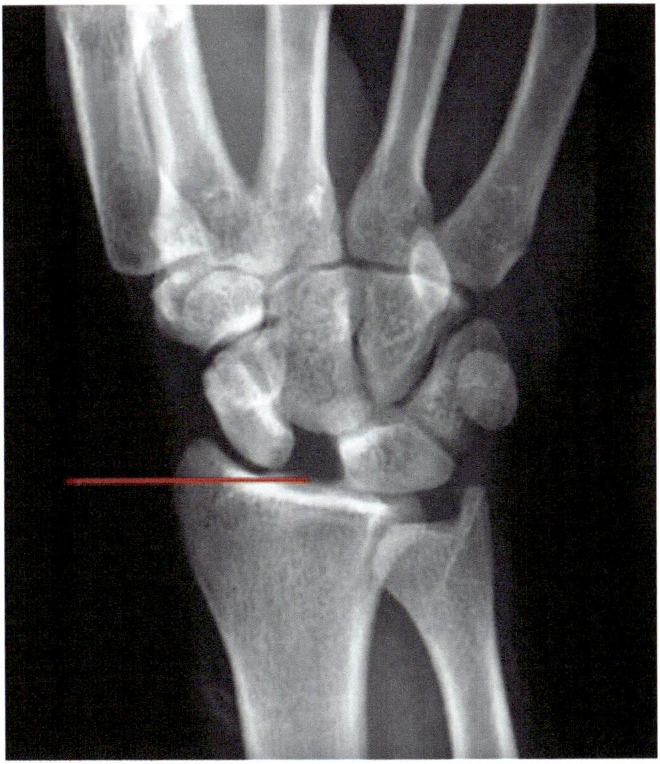

Abb. 3.29 Skapholunäre Dissoziation

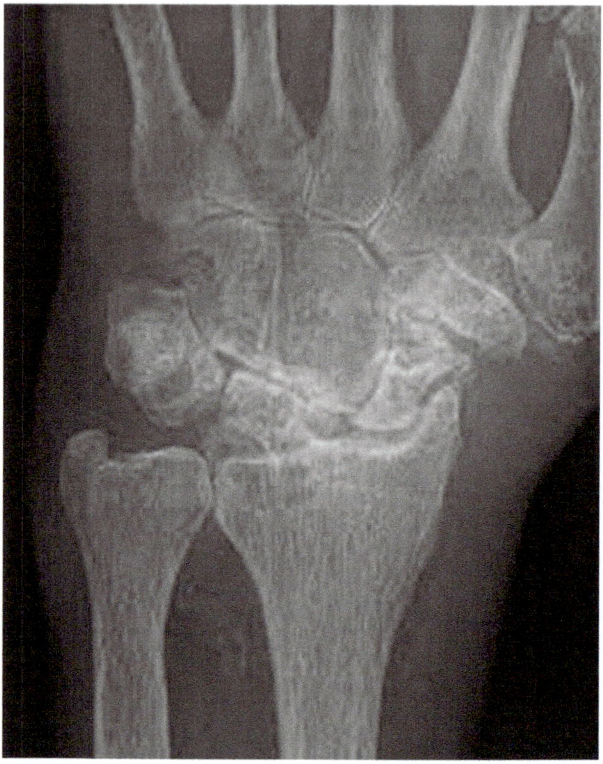

Abb. 3.30 SLAC-Wrist

3.7.1 Watson-Test

- Den Daumen anterior über das Tuberculum des Os scaphoideum legen (Abb. 3.31).
- Bei Ulnardeviation und leichter Extension verschwindet die Prominenz des Tuberculums.

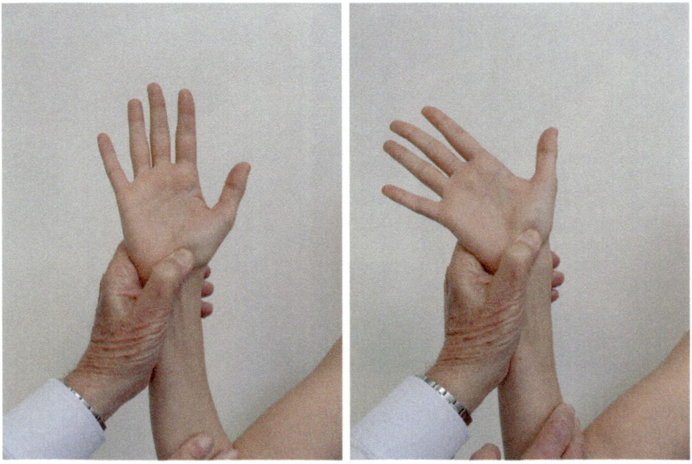

Abb. 3.31 Watson-Test

- Das Handgelenk wird dann unter fortgesetztem Druck in Radialdeviation bewegt; das Os scaphoideum wird dabei als dorsal verschoben wahrgenommen.
- Der Druck auf das Tuberculum wird anschließend gelöst und das dorsal verlagerte Os scaphoideum ist zu spüren, wie es in die radiale Fossa zurückgleitet.

3.8 Ulnare Seitenbandinstabilität des Daumens (Skidaumen)

- Verursacht entweder durch Ausriss eines Knochenfragments oder durch Ausriss des Bandes (Abb. 3.32)

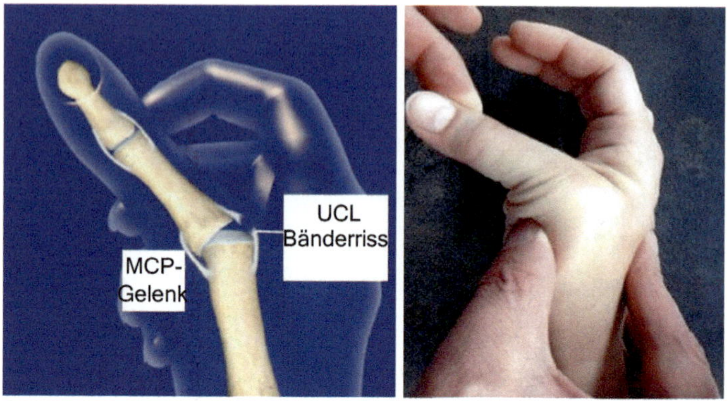

Abb. 3.32 Riss des ulnaren Seitenbandes (UCL)

3.9 Bunnell-Test auf „Intrinsic Tightness"

- Erinnern Sie sich an die Funktion der intrinsischen Muskulatur, nämlich Beugung im MP-Gelenk und Streckung im IP-Gelenk.
- Normalerweise besteht bei gestrecktem MP-Gelenk eine freie aktive und passive Beugung im PIP-Gelenk.
- Bei Intrinsic Tightness oder Kontraktur führt die Extension im MP-Gelenk zu einer Einschränkung der Beugung im PIP-Gelenk.
- Der Bunnell-Test wird mit dem MP-Gelenk in zwei Positionen durchgeführt, Flexion und Extension, wobei in beiden MP-Gelenkstellungen die Beweglichkeit des PIP-Gelenks geprüft wird.
- Es gibt vier Möglichkeiten, wie in der unten stehenden Tabelle dargestellt.
- Gehen Sie die vier beschriebenen Situationen durch – sobald das Konzept verstanden ist, ist es sehr einleuchtend!

MP-Gelenk in Extension	MP-Gelenk in Flexion	Diagnose
Normale PIP-Beugung	Normale PIP-Beugung	Normalbefund
Bewegungseinschränkung der PIP-Beugung	Normale PIP-Beugung	Intrinsic Tightness
Normale PIP-Beugung	Bewegungseinschränkung der PIP-Beugung	Extrinsic (Extensor) Tightness
Bewegungseinschränkung der PIP-Beugung	Bewegungseinschränkung der PIP-Beugung	PIP-Gelenkpathologie

Läsion des Nervus axillaris mit Deltoidlähmung

4

Wie ist es möglich, nach dauerhaftem Funktionsverlust des Nervus axillaris mit vollständiger Atrophie des Musculus deltoideus nahezu normale Schulterfunktion zu erreichen?

Eine Literaturübersicht, veröffentlicht im Journal *Military Medicine* (März 2016) [1], stellte einen Patienten mit einer geschlossenen Verletzung des N. axillaris vor. Der Fallbericht beschreibt einen 43-jährigen Mann, der im Alter von 18 Jahren bei einem Verkehrsunfall eine Luxation der linken Schulter und eine vollständige Läsion des N. axillaris erlitt. Vier Jahre nach der Verletzung trat er in die US-Armee ein, ohne funktionelle Einschränkungen der linken Schulter; er war in der Lage, innerhalb von 2 Minuten 65 Liegestütze auszuführen (wobei 100 die maximal erreichbare Punktzahl darstellten). Es bestanden weder Schmerzen noch Funktionsstörungen, und bei der Untersuchung zeigte sich ein voller Bewegungsumfang der Schulter bei fehlender Sensibilität im Versorgungsgebiet des N. axillaris; Röntgenaufnahmen und MRT waren bis auf eine vollständige Atrophie des M. deltoideus unauffällig. Elektromyografische (EMG) Untersuchungen bestätigten eine komplette Lähmung des M. deltoideus.

Die Autoren thematisierten die Rolle des M. supraspinatus bei deltoideus-defizienter Schulter. Sie machten jedoch keine Angaben dazu, wie diese bemerkenswerte Wiederherstellung der Schulterfunktion zustande kam. Sie überprüften zudem die

R. Pillemer, *Körperliche Befunde bei orthopädischen und neurologischen Erkrankungen*,
https://doi.org/10.1007/978-3-032-23049-2_4

Literatur und schlossen dabei Fälle mit operativer Behandlung sowie solche ohne adäquate Nachbeobachtung aus. Sie berichteten über 43 Fälle von Funktionsverlust des M. deltoideus nach Läsion des N. axillaris. Davon erholten sich 17 teilweise oder vollständig, sodass 26 Fälle mit permanenter Lähmung verblieben. Insgesamt erlangten 15 Patienten mit vollständiger, dauerhafter Lähmung des M. deltoideus einen vollen aktiven Bewegungsumfang mit guter Schulterfunktion zurück. Ein Fall kehrte zum Profifußball zurück, ein anderer zum College-Football. Auch hier wurde jedoch kein möglicher Mechanismus für die exzellente Wiederherstellung der Schulterfunktion in diesen Fällen diskutiert.

Eines der führenden Lehrbücher zur Schulter ist Rockwood & Matsens *The Shoulder* [2]. In der dritten Auflage stellen die Autoren fest:

> Junge Patienten können eine vollständige Deltoideus-Lähmung kompensieren und sind häufig in der Lage, alltägliche Aktivitäten mit nur teilweiser Einschränkung auszuführen.

Auch hier wird keine Erklärung gegeben, jedoch wird angemerkt:

> Die Schulter kann mit einer intakten Rotatorenmanschette problemlos einen vollen Bewegungsumfang aufrechterhalten.

Diese Aussagen werden in der neuesten Auflage des Buches wiederholt.

Es bleibt unklar, ob eine intakte Rotatorenmanschette Voraussetzung für einen vollen Bewegungsumfang ist oder ob die Autoren meinen, dass die intakte Manschette die Wiederherstellung des vollen Bewegungsumfangs erklärt, was jedoch höchst unwahrscheinlich erscheint.

Abb. 4.1 zeigt das typische Erscheinungsbild eines Patienten mit Läsion des N. axillaris, Atrophie des M. deltoideus und Hervortreten des Tuberculum majus des Humerus.

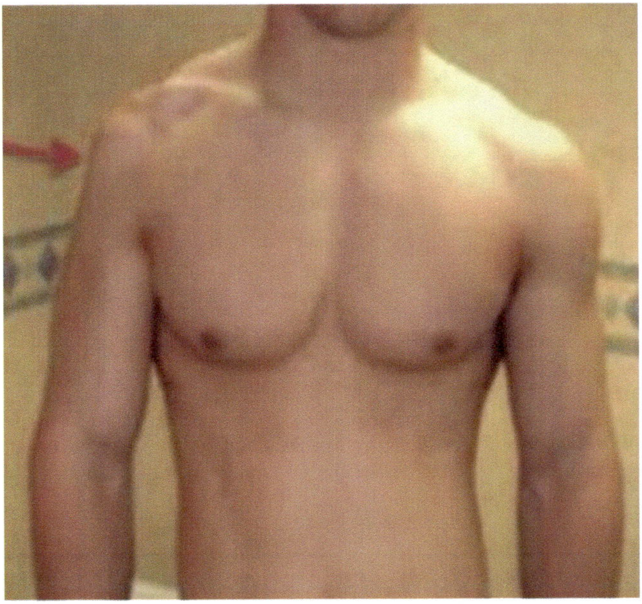

Abb. 4.1 Patient mit Läsion des N. axillaris, Atrophie des M. deltoideus und Hervortreten des Tuberculum majus des Humerus

4.1 Anatomie des Nervus axillaris

Bei Betrachtung der Anatomie zeigt sich, dass der N. axillaris ein Ast des Fasciculus posterior des Plexus brachialis ist, der gemeinsam mit der Arteria circumflexa humeri posterior durch den viereckigen Raum nach dorsal zieht, wie in Abb. 4.2 dargestellt. Der Raum wird kranial vom M. teres minor, kaudal vom M. teres major, medial vom Caput longum des M. triceps und lateral vom Humerusschaft begrenzt.

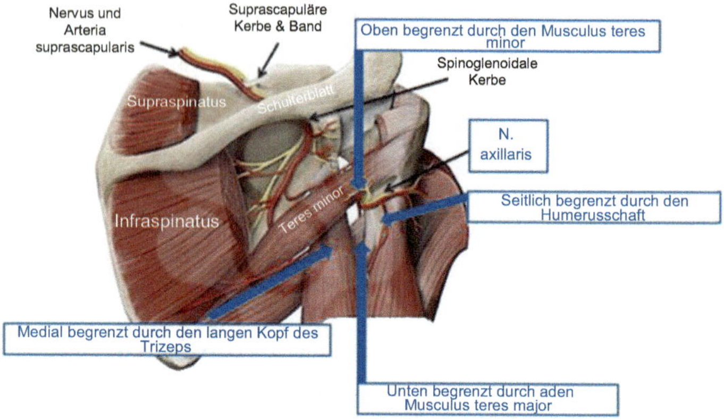

Abb. 4.2 Anatomie der Schulter mit Darstellung des N. axillaris und der Begrenzungen des viereckigen Raums. (Adaptiert nach shoulderdoc.co.uk)

4.2 Mechanismus der Abduktion

Die Abduktion der normalen Schulter erfolgt durch Kontraktion sowohl des M. deltoideus als auch des M. supraspinatus (SSP), sodass beim Abduzieren des Arms die resultierende Kraft auf das Glenoid gerichtet ist. Die Wirkung des M. supraspinatus presst den Humeruskopf gegen das Glenoid und sorgt für die Stabilität des Gelenks, während der Arm durch den M. deltoideus abduziert wird (Abb. 4.3).

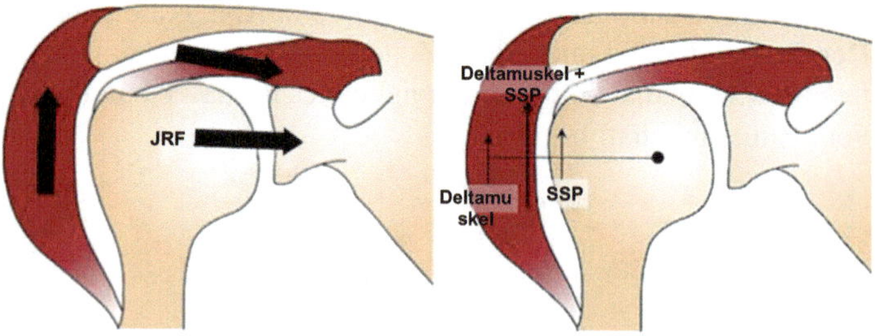

Abb. 4.3 Mechanismus der Abduktion der normalen Schulter

4.3 Erklärung

Wie lässt sich also das Phänomen eines vollen Bewegungsumfangs der Schulter mit besonders guter Kraft trotz vollständiger Schädigung des N. axillaris und Atrophie des M. deltoideus erklären?

Es wird die Hypothese aufgestellt, dass die Funktion des M. deltoideus vom Caput longum des M. biceps übernommen wird. Erfahrene Schulterspezialisten beobachten bei Operationen gelegentlich eine Bizepssehne, die drei- bis viermal so dick wie normal ist.

Diese Hypothese lässt sich bei einem Patienten mit Deltoidlähmung und einer guten, aber nicht vollständigen Funktionsrückkehr durch einen Dreistufentest belegen (Abb. 4.4):

- Bei 90° Ellenbogenflexion und vollständiger Supination des Unterarms (was den Bizeps verkürzt und seine Effizienz mindert) konnte der Patient nur bis 90° abduzieren (Abb. 4.4a).
- Bei gebeugtem Ellenbogen und proniertem Arm (was den Bizeps leicht verlängert und seine Effizienz erhöht) konnte der Patient bis 115° abduzieren (Abb. 4.4b).
- Bei gestrecktem Ellenbogen (was die Effizienz weiter steigert) konnte der Patient die Schulter bis 135° abduzieren (Abb. 4.4c).

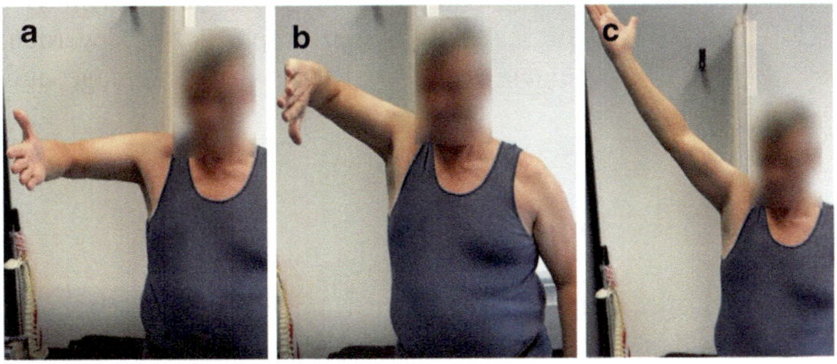

Abb. 4.4 **a** Abduktion bis 90° mit Unterarm in vollständiger Supination. **b** Abduktion bis 115° mit Unterarm in Pronation. **c** Abduktion bis 135° mit gestrecktem Ellenbogen

Diese Beobachtungen ließen sich problemlos reproduzieren.

Diese Befunde sprechen stark dafür, dass das Caput longum des M. biceps die Funktion des fehlenden M. deltoideus kompensieren kann und dies die exzellente Funktion in Fällen permanenter Lähmung des M. deltoideus erklärt [3].

(Zu beachten ist, dass eine frühzeitige Rekonstruktion von Läsionen des N. axillaris sehr zufriedenstellende Ergebnisse liefern kann. Bei chronischen Läsionen ist eine Nervenrekonstruktion jedoch nicht indiziert.)

Literatur

1. Galvin JW, Eichinger JK. Outcomes following closed axillary nerve injury: a case report and review of the literature. Mil Med. 2016;181(3):e291–7.
2. Rockwood CA, Matsen FA, Wirth M, Lippitt SB, Fehringer EV, Sperling JW. Rockwood & Matsen's 'The shoulder'. 3rd ed. Philadelphia: Elsevier; 2016.
3. Pillemer R. Axillary nerve lesions with deltoid paralysis. Mega J Case Rep. 2023;6(12):2001–5.

5 Läsionen des posterioren Astes des Nervus axillaris

Läsionen des N. axillaris werden in der Regel durch Traumata verursacht, wie etwa Schulterluxationen oder Frakturen des proximalen Humerus. Die meisten dieser Läsionen beruhen auf einer Neuropraxie und heilen innerhalb eines Jahres aus. Abgesehen von diesen Situationen legt die Literatur nahe, dass Läsionen des N. axillaris selten sind.

Läsionen des hinteren Astes des N. axillaris hingegen sind recht häufig, und die Diagnose wird einfach übersehen. Der Schlüssel zur Diagnosestellung ist das Auffinden einer verminderten Sensibilität über dem Deltamuskel im vom N. axillaris versorgten Areal (Abb. 5.1).

Dieser Zustand wurde erstmals in einem im Juli 2023 veröffentlichten Artikel dokumentiert [1] und als neues Syndrom beschrieben.

Läsionen des hinteren Astes des N. axillaris werden unter folgenden Überschriften behandelt:

- Anatomie
- Verletzungsmechanismus
- Klinisches Bild
- Diagnose
- Klinische Bedeutung

R. Pillemer, *Körperliche Befunde bei orthopädischen und neurologischen Erkrankungen*,
https://doi.org/10.1007/978-3-032-23049-2_5

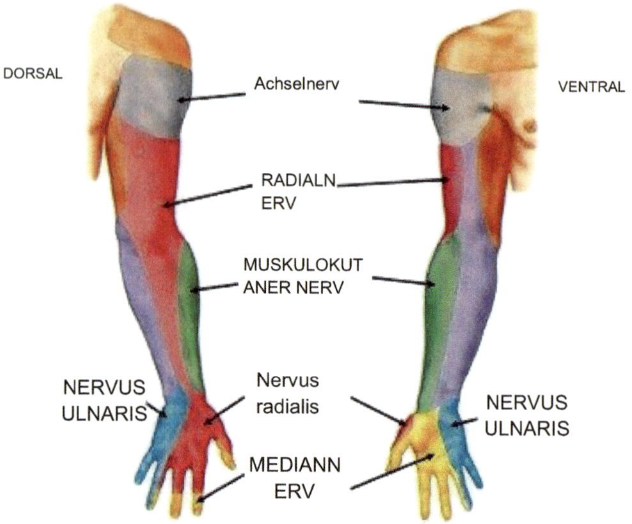

Abb. 5.1 Sensible Versorgung des N. axillaris

5.1 Anatomie

- Der N. axillaris ist einer der beiden Endäste des Fasciculus posterior des Plexus brachialis (C5 und C6), der andere Ast ist der N. radialis (Abb. 5.2).
- Der Nerv verläuft nach dorsal durch den quadrilateralen Raum gemeinsam mit der A. circumflexa humeri posterior. Der Raum wird kranial vom M. teres minor, kaudal vom M. teres major, medial vom langen Kopf des M. triceps und lateral vom Humerusschaft begrenzt (Abb. 5.3).
- Distal des M. subscapularis teilt sich der Nerv in einen anterioren und einen posterioren Ast. Der anteriore Ast enthält alle Fasern, die den anterioren und lateralen Deltamuskel versorgen. *Der posteriore Ast enthält alle Fasern für den hinteren Deltamuskel sowie sämtliche sensiblen Fasern.*
- Zu beachten ist, dass Läsionen des N. axillaris selbst – sofern sie schwer genug sind – zu einer Atrophie des gesam-

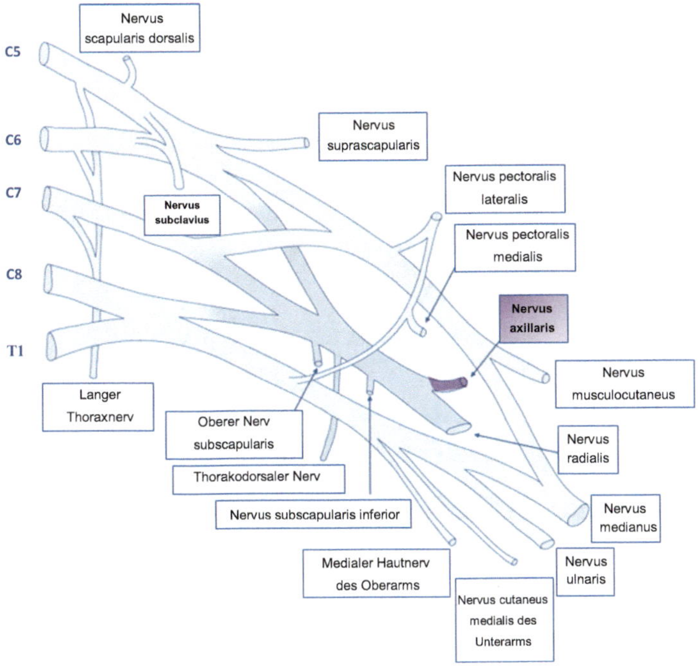

Abb. 5.2 Endast des Plexus brachialis

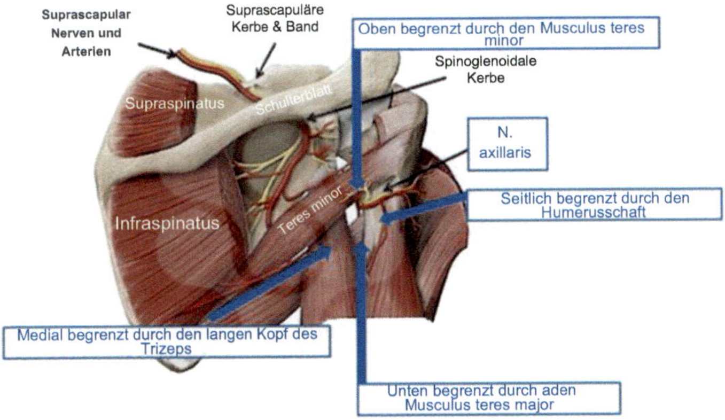

Abb. 5.3 Anatomie des N. axillaris und des Spatium quadrilaterale

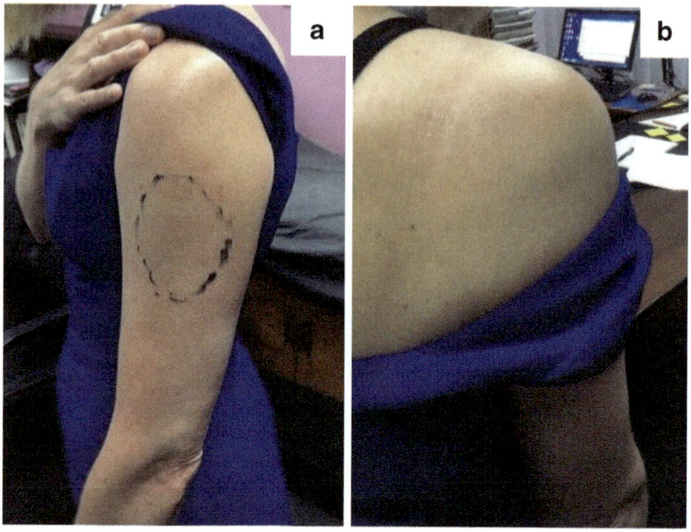

Abb. 5.4 **a** Atrophie des hinteren Deltamuskels (linke Schulter) und **b** normale rechte Schulter

ten Deltamuskels führen, während Läsionen des posterioren Astes des Nervs *nur den hinteren Deltamuskel betreffen* (Abb. 5.4a).

5.2 Verletzungsmechanismus

- Die Mehrzahl der Fälle entsteht infolge einer Traktionsverletzung des Arms.

5.3 Klinisches Bild

- Das Leitsymptom ist ein Sensibilitätsverlust über dem lateralen Oberarm im Bereich des Deltamuskels und tritt in allen Fällen auf.
- Da der posteriore Ast ausschließlich den hinteren Deltamuskel versorgt, ist dies die einzige Muskelatrophie, die

auftritt. Sie ist jedoch nicht in allen Fällen vorhanden. Vergleichen Sie die Atrophie in (Abb. 5.4a) mit der unbeeinträchtigten rechten Schulter (Abb. 5.4b).

- Sehr häufig findet sich ein lokalisiertes Druckschmerzareal dorsal über dem Verlauf des N. axillaris in Höhe des unteren Anteils des Glenohumeralgelenks.
- Ein weiteres Beispiel für eine Atrophie des hinteren Deltamuskels auf der rechten Seite (Abb. 5.5a) im Vergleich zur normalen linken Schulter (Abb. 5.5b) sowie die Ansicht von dorsal mit einer leichten Konkavität rechts im Vergleich zur leichten Konvexität links (Abb. 5.5c).

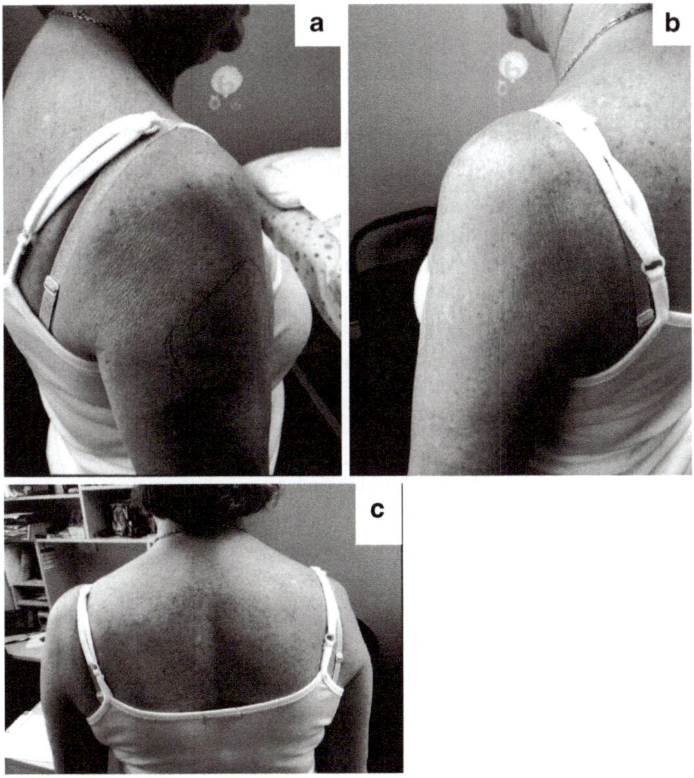

Abb. 5.5 **a** Rechte betroffene Seite; **b** linke unbeeinträchtigte Seite; **c** Vergleich von dorsal

- Es ist besonders wichtig zu betonen, dass die Diagnose übersehen wird, wenn bei allen Fällen von „unspezifischen“ posttraumatischen Schulterschmerzen keine sorgfältige Sensibilitätsprüfung erfolgt.

5.4 Diagnose

- Verminderte Sensibilität über dem Deltamuskel
- Atrophie des hinteren Deltamuskels – pathognomonisch
- Druckschmerzhaftigkeit über dem N. axillaris in Höhe des unteren Glenohumeralgelenks

5.5 Klinische Bedeutung

- Die Bedeutung dieser Erkrankung liegt darin, dass ihr „Nicht-Diagnose“ möglicherweise erklärt, warum eine unüberlegt, aber häufig durchgeführte subakromiale Dekompression bei isolierter sogenannter Bursitis subdeltoidea, die im Ultraschall oder MRT beschrieben wird, die begleitenden Symptome nicht lindert.
- Es bleibt zu hoffen, dass die richtige Diagnose viele Patientinnen und Patienten vor unnötigen subakromialen Operationen bewahrt.

Wenn man nicht daran denkt, sucht man nicht danach. Wenn man nicht danach sucht, wird man es nie finden.

Literatur

1. Pillemer R. Lesions of the posterior branch of the axillary nerve: common, but not previously described: a new syndrome? MEGA J Case Rep. 9 July 2023 megajournalsofcasereports.com/wp-content/uploads/2023/07/MJCR-6-2117.pdf.

6 Läsionen des Nervus supraclavicularis

Läsionen des vorderen Astes des N. supraclavicularis werden häufig im Zusammenhang mit Schlüsselbeinfrakturen, Hautinzisionen in dieser Region und im Zusammenhang mit Nervenblockaden beschrieben.

Läsionen des Hauptstamms des N. supraclavicularis gelten hingegen als selten, sind in Wirklichkeit jedoch sehr häufig, und die Diagnose wird einfach übersehen [1].

Wie bei Läsionen des hinteren Astes des N. axillaris, die im letzten Kapitel beschrieben wurden, ist der Schlüssel zur Diagnosestellung der Nachweis einer verminderten Sensibilität über der Schulteroberseite im vom N. supraclavicularis versorgten Areal (Abb. 6.1).

Läsionen des N. supraclavicularis werden unter folgenden Überschriften besprochen:

- Anatomie
- Verletzungsmechanismus
- Klinisches Bild
- Diagnose
- Klinische Bedeutung

R. Pillemer, *Körperliche Befunde bei orthopädischen und neurologischen Erkrankungen*, https://doi.org/10.1007/978-3-032-23049-2_6

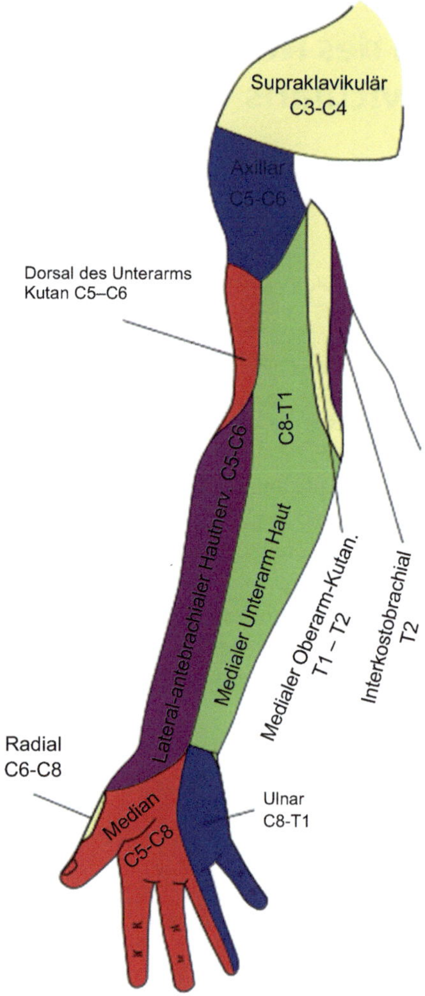

Abb. 6.1 Vom N. supraclavicularis versorgtes Areal

6.1 Anatomie

- Die vorderen Äste von C3 und C4 vereinigen sich zum Stamm des N. supraclavicularis (Abb. 6.2), der am hinteren Rand des M. sternocleidomastoideus austritt und in das hintere Halsdreieck eintritt (Abb. 6.3).

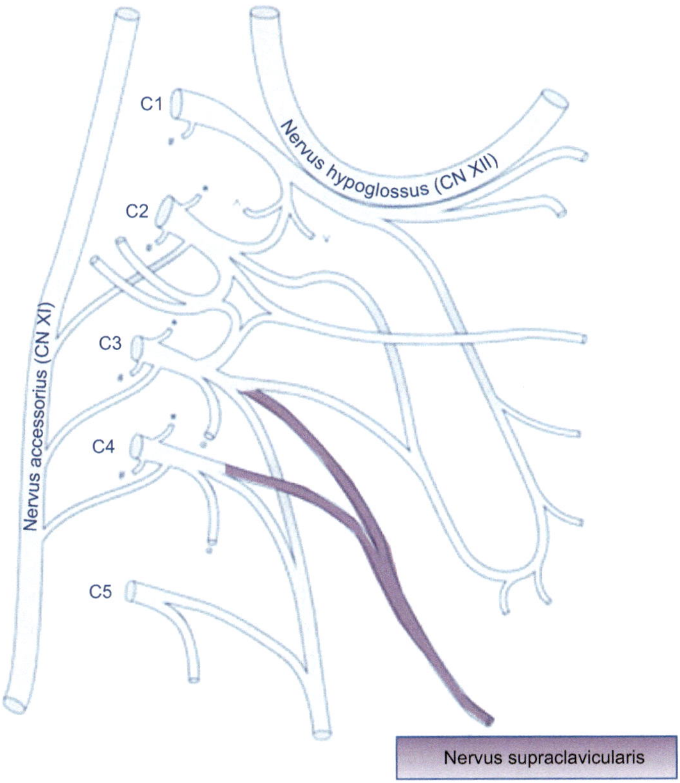

Abb. 6.2 Die vorderen Äste von C3 und C4 vereinigen sich zum Stamm des N. supraclavicularis

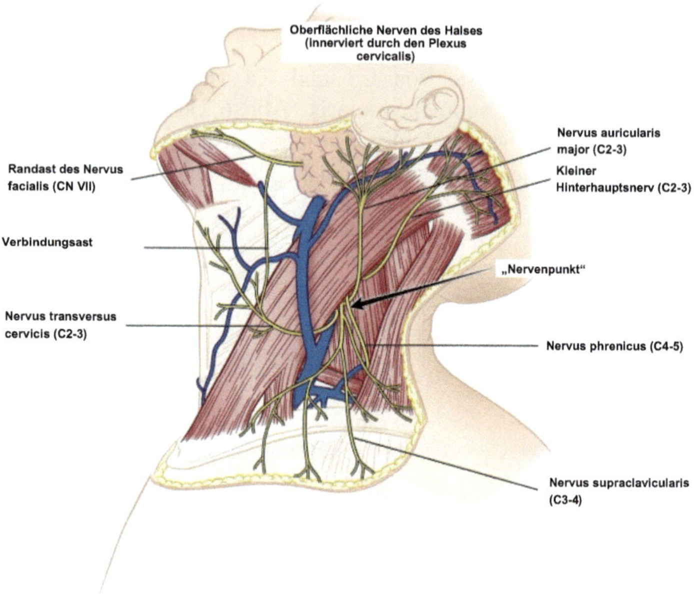

Abb. 6.3 Die drei Hauptäste des N. supraclavicularis

- Der Nerv teilt sich in drei Hauptäste, den vorderen, lateralen und hinteren (häufig auch als medial, intermediär und lateral bezeichnet):
  - Vorderer Ast: versorgt die vordere Brustwand von der Mittellinie über das Schlüsselbein bis zur zweiten Rippe.
  - Lateraler Ast: versorgt die Haut über der Schulteroberseite, über dem M. pectoralis major und dem oberen Teil des M. deltoideus.
  - Hinterer Ast: verläuft über den M. trapezius und versorgt die Haut der hinteren Schulterregion.
- Es handelt sich um einen rein sensiblen Nerv, der zur Innervation des Sternoklavikulargelenks beiträgt.

6.2 Verletzungsmechanismus

- Traktionsverletzungen sind am häufigsten, ebenso wie Verkehrsunfälle und Stürze auf die Schulter. Es wurde von einem Fall einer Barkeeperin berichtet, die einen Großteil ihrer Arbeitszeit mit erhobenem Arm Cocktails schüttelt!

6.3 Klinisches Bild

- Das Leitsymptom ist die verminderte Sensibilität im Versorgungsgebiet des Nervs, vom Halsansatz über die Schulteroberseite, die vordere Brustwand, den oberen Teil des M. deltoideus bis zur hinteren Schulter (Abb. 6.4).
- Lokalisierter Druckschmerz über dem Nerv, wenn er hinter dem hinteren Rand des M. sternocleidomastoideus in das hintere Halsdreieck eintritt.
- Das Beklopfen des Nervs in dieser Region führt häufig zu Parästhesien, die in das Versorgungsgebiet des Nervs ausstrahlen. Positives Tinel-Zeichen.

6.4 Diagnose

- Verminderte Sensibilität im Versorgungsgebiet des N. supraclavicularis.
- Lokalisierter Druckschmerz an der Stelle, an der der Nerv in das hintere Halsdreieck eintritt.
- Beklopfen führt zu Parästhesien im Versorgungsgebiet des Nervs – pathognomonisch.

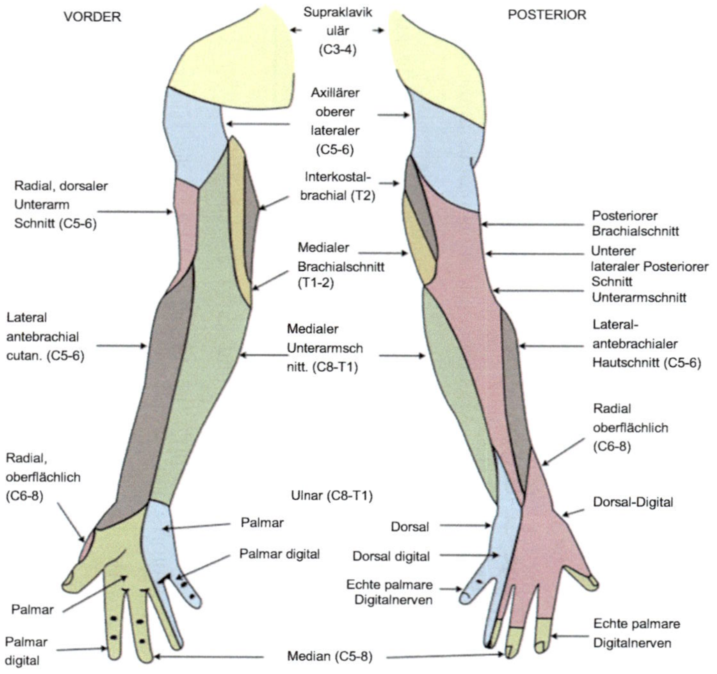

Abb. 6.4 Sensibilitätsverlust im Versorgungsgebiet des N. supraclavicularis

6.5 Klinische Bedeutung

- Wie bei Läsionen des hinteren Astes des N. axillaris, die im letzten Kapitel beschrieben wurden, liegt die Bedeutung dieser Erkrankung darin, dass die „Nicht-Diagnose“ möglicherweise erklärt, warum eine unüberlegte, aber häufig durchgeführte subakromiale Dekompression bei isolierter sogenannter Bursitis subdeltoidea, die im Ultraschall oder MRT festgestellt wurde, die begleitenden Symptome nicht lindert.
- Es bleibt zu hoffen, dass die richtige Diagnose viele Patienten vor unnötigen subakromialen Operationen bewahrt.

Literatur

1. Pillemer R. Supraclavicular nerve lesions: a very common condition rarely diagnosed: case presentation. MEGA J Case Rep. 30 September 2023. megajournalsofcasereports.com/wp-content/uploads/2023/09/MJCR-69-2135.pdf.

Scapula alata

7

Die Scapula alata aufgrund von Nervenschädigungen ist eine relativ seltene Erkrankung, und die Feststellung einer zugrunde liegenden Ursache gestaltet sich häufig schwierig. Ziel dieses Kapitels ist es, diesen Prozess zu vereinfachen. Für das Grundschema und einen Großteil der Informationen habe ich einen Artikel über die Scapula alata verwendet, der 2008 in *Musculoskeletal Medicine* veröffentlicht wurde.[1]

7.1 Typen der Scapula alata infolge von Nervenschädigungen

Es gibt drei Haupttypen der Scapula alata, die durch Nervenschädigungen verursacht werden. Am häufigsten ist die Schwäche oder Lähmung des M. serratus anterior. Am zweithäufigsten ist die Lähmung des M. trapezius. Am seltensten, und sehr selten insgesamt, ist die Scapula alata durch Beteiligung der Mm. rhomboidei major und minor. Wichtig ist, dass alle diese Muskeln dazu neigen, die Scapula an der Thoraxwand zu fixieren;

[1] Martin RM, Fish DE. Scapular winging: anatomical review, diagnosis, and treatments. *Current Reviews in Musculoskeletal Medicine*. 2008;1(1):1–11. https://doi.org/10.1007/s12178-007-9000-5.

R. Pillemer, *Körperliche Befunde bei orthopädischen und neurologischen Erkrankungen*, https://doi.org/10.1007/978-3-032-23049-2_7

eine Schädigung oder Denervierung eines dieser Muskeln führt daher zum Abstehen. Dies ist besonders ausgeprägt bei Beteiligung des M. serratus anterior.

Abb. 7.1 zeigt, dass der M. serratus anterior von den oberen acht Rippen entspringt, an der Seitenwand des Thorax anliegt und an der Angulus superior, dem medialen Rand und dem Angulus inferior der Scapula ansetzt. Bei Kontraktion zieht der M. serratus anterior die Scapula nach lateral. Es ist daher leicht vorstellbar, dass bei Lähmung dieses Muskels die Scapula nach medial wandert und das typische Bild des flügelartigen Abstehens („Winging“) entsteht.

Abb. 7.2 zeigt, dass der M. trapezius in der Mittellinie von der Schädelbasis bis zum unteren Thorax entspringt. Er setzt an den Dornfortsätzen und den Ligamenta supraspinalia an. Der

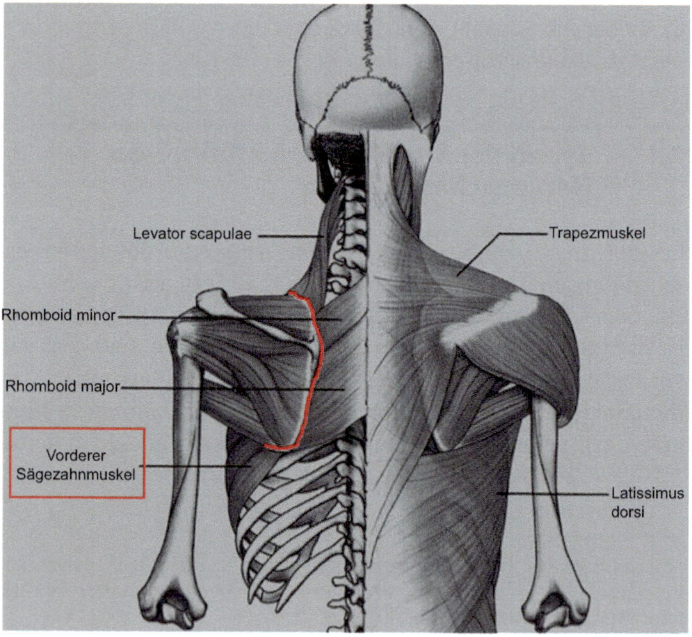

Abb. 7.1 Die Scapula alata kann durch Schwäche oder Parese des M. serratus anterior entstehen

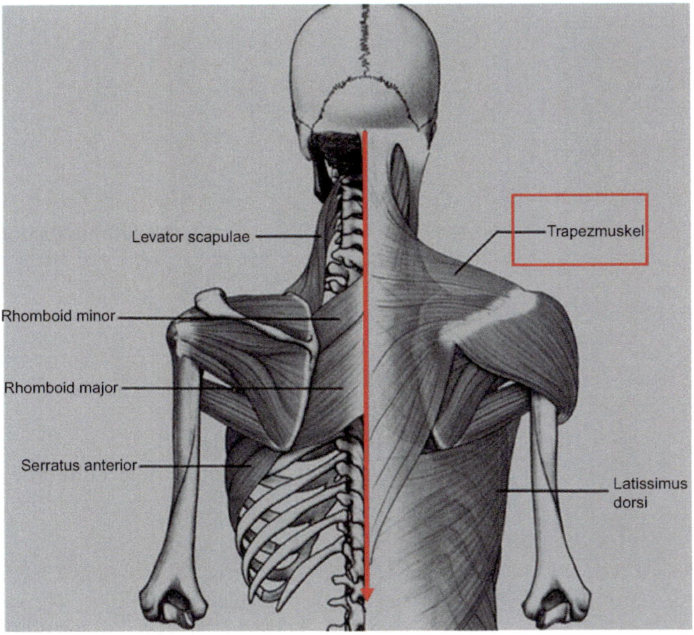

Abb. 7.2 Die Scapula alata kann durch Schwäche oder Parese des M. trapezius entstehen

Muskel inseriert an der Spina scapulae, dem medialen Rand des Acromions sowie am lateralen Drittel der Clavicula. Auch hier ist es leicht vorstellbar, dass bei Kontraktion des M. trapezius die Scapula nach medial gezogen wird und bei Lähmung die Scapula nach lateral wandert, was wiederum das Bild des flügelartigen Abstehens ergibt.

Abb. 7.3 zeigt, dass die Mm. rhomboidei major und minor von den Wirbelfortsätzen und den dazwischenliegenden Ligamenta supraspinalia von C7 bis T5, tief unter dem M. trapezius, entspringen und am medialen Rand der Scapula ansetzen. Wie beim M. trapezius wird bei Kontraktion der Mm. rhomboidei die Scapula nach medial gezogen, bei Lähmung wandert die Scapula nach lateral, was erneut das Bild des flügelartigen Abstehens ergibt.

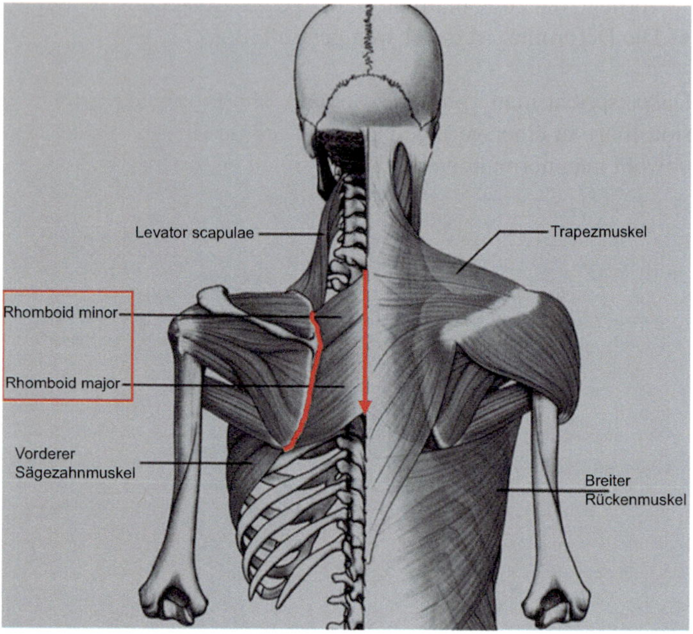

Abb. 7.3 Die Scapula alata kann durch Schwäche oder Lähmung der Mm rhomboidei entstehen. (Adaptiert nach Martin und Fish (2008), *Musculoskeletal Medicine*)

Zu beachten ist, dass der Hauptunterschied darin besteht, dass bei einer Parese des M. serratus anterior die Scapula nach medial wandert, während bei einer Parese des M. trapezius und der Mm. rhomboidei die Scapula nach lateral verschoben wird. Wie oben beschrieben, führt eine Lähmung des M. serratus anterior zu einer medialen Verlagerung und Abstehen, während bei Parese von M. trapezius und Mm. rhomboidei eine laterale Verlagerung und Abstehen auftritt.

7.1.1 Parese des Musculus serratus anterior

Die Kontraktion des M. serratus anterior zieht die Scapula nicht nur nach lateral, sondern auch nach unten. Eine Parese (aufgrund eines Ausfalls des N. thoracicus longus) führt daher auch zu einer kranialen Verlagerung der Scapula. Zudem verschiebt der Muskel den Angulus inferior der Scapula weiter nach lateral und unterstützt so die Scapularotation; bei Lähmung wird der Angulus inferior daher stärker nach medial als der Angulus superior verlagert.

Der Pfeil in Abb. 7.4 verdeutlicht die kombinierte Wirkung einer Lähmung des M. serratus anterior mit medialer Verlagerung, kranialer Verlagerung und medialer Rotation des Angulus inferior.

Dies wird in Abb. 7.5 deutlich, mit einer Scapula alata, die nach medial und kranial verschoben ist und mit medialer Rotation des Angulus inferior.

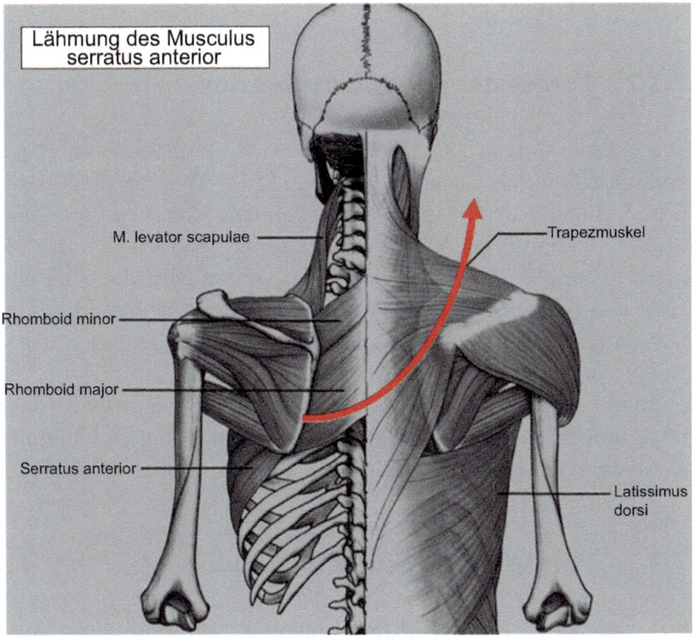

Abb. 7.4 Parese des M. serratus anterior mit medialer Verlagerung, kranialer Verlagerung und medialer Rotation des Angulus inferior

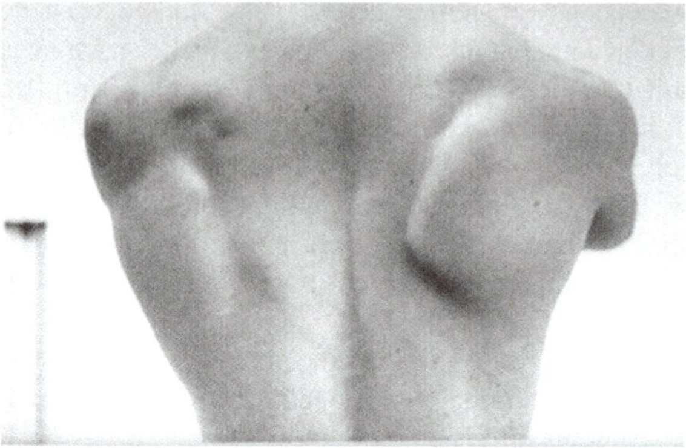

Abb. 7.5 Beispiel für Scapula alata mit medialer und kranialer Verlagerung sowie medialer Rotation des Angulus inferior

7.1.2 Parese des Musculus trapezius

Die Auswirkungen einer Parese des M. trapezius (aufgrund eines Ausfalls des N. accessorius) sind in Abb. 7.6 dargestellt. Eine Lähmung des M. trapezius ermöglicht das Auftreten einer Scapula alata mit lateraler Verlagerung. Bei Kontraktion des M. trapezius rotiert die rechte Scapula gegen den Uhrzeigersinn und zieht den Angulus superior der Scapula weiter nach medial. Bei Lähmung des M. trapezius rotiert der Angulus superior daher weiter nach lateral.

Eine Fotografie in Abb. 7.7 zeigt einen Fall von Trapeziuslähmung mit Scapula alata sowie lateraler Verlagerung und lateraler Rotation des Angulus superior.

7.1.3 Parese der Musculi rhomboidei

Bei einer Lähmung der Mm. rhomboidei (aufgrund eines Ausfalls der Nerven zu den Rhomboideusmuskeln) kommt es ebenfalls zu einer lateralen Verlagerung. Normalerweise führt die

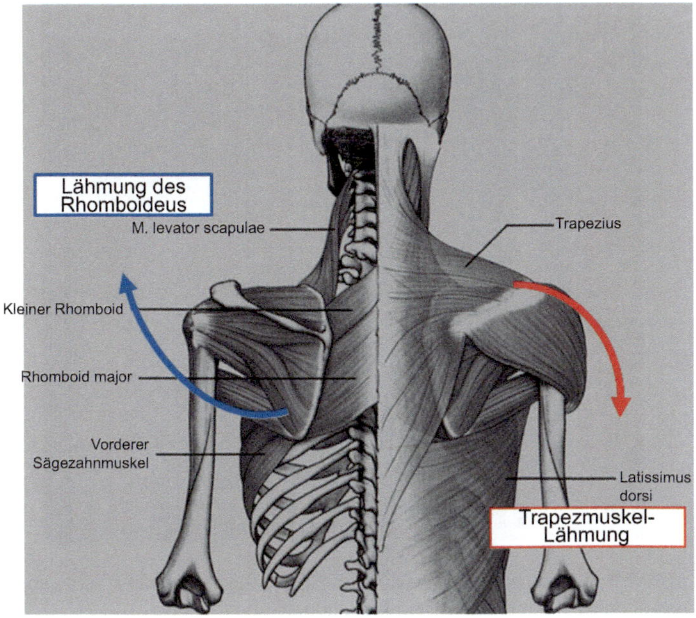

Abb. 7.6 Eine Parese des M. trapezius führt zu einer Scapula alata mit lateraler Verlagerung

Kontraktion der Mm. rhomboidei zu einer medialen Rotation des Angulus inferior. Bei Lähmung rotiert der Angulus inferior weiter nach lateral, und es kommt zusätzlich zu einer kranialen Verlagerung der Scapula (Abb. 7.6).

Abb. 7.8 zeigt die Auswirkungen einer Parese der Mm. rhomboidei mit lateraler Verlagerung der Scapula sowie Anhebung und lateraler Rotation des Angulus inferior.

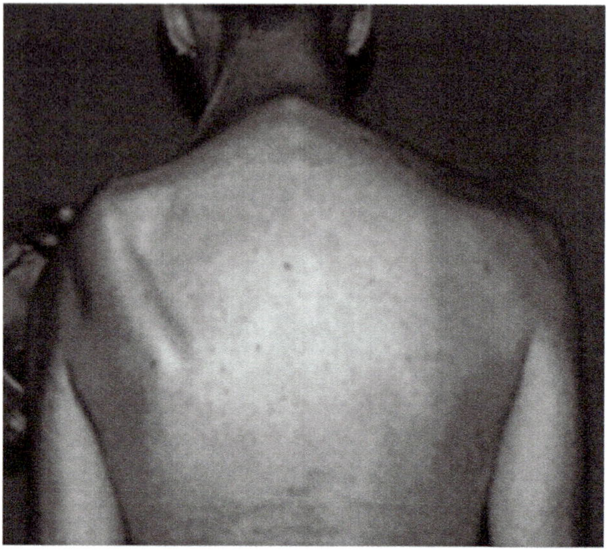

Abb. 7.7 Parese des M. trapezius mit Scapula alata, lateraler Verlagerung und lateraler Rotation des Angulus superior

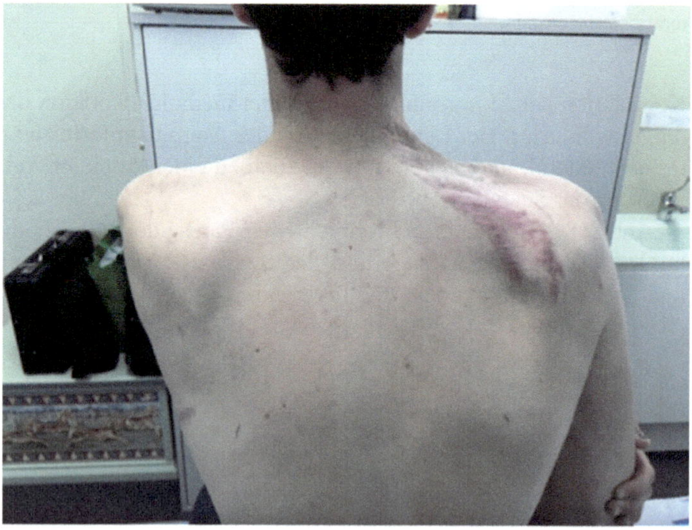

Abb. 7.8 Parese der Mm. rhomboidei mit lateraler Verlagerung der Scapula sowie lateraler Rotation des Angulus inferior

7.2 Gängige Tests

Gängige Tests, die die Scapula alata bei den oben genannten drei Lähmungstypen sichtbar machen, sind in Abb. 7.9 dargestellt.

Um eine Parese des M. serratus anterior zu erkennen, sollte der Patient mit dem Gesicht zur Wand stehen, das gesamte Körpergewicht auf beide Hände verlagern und dann einen Liegestütz gegen die Wand ausführen (Abb. 7.9a). Alternativ kann der Patient die Handflächen auf Höhe des unteren Sternums kräftig gegeneinander pressen (Abb. 7.9b).

Zur Diagnose eines Scapula alata bei Trapeziuslähmung ist es am besten, sich hinter den Patienten zu stellen, die Ellenbogen gebeugt, und die Außenrotation zu hemmen, indem die Unterarme des Patienten fixiert werden (Abb. 7.9c).

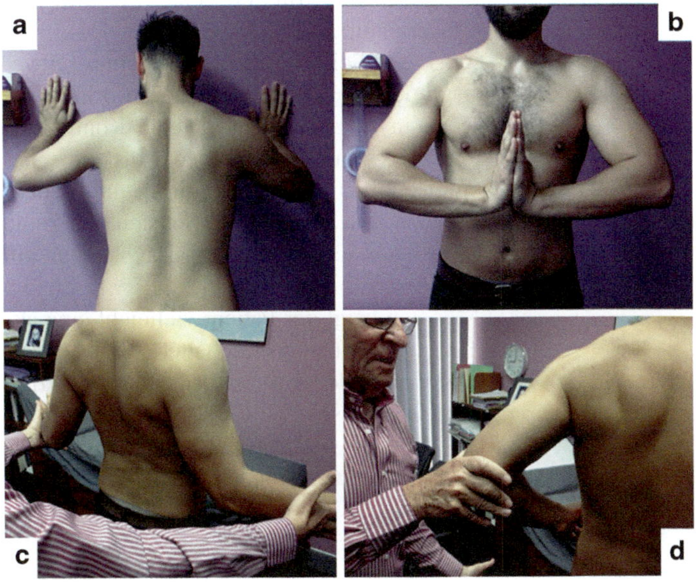

Abb. 7.9 Im Uhrzeigersinn von oben links: **a** Test auf Parese des M. serratus anterior durch Anlehnen an die Wand, **b** kräftiges Zusammendrücken der Handflächen, **c** Widerstand gegen die Schulterextension, **d** Widerstand gegen die Außenrotation

Zur Diagnose einer Scapula alata mit Parese der Mm. rhomboidei wird die Schulterextension wie in (Abb. 7.9d) gegen Widerstand getestet.

7.2.1 Zusammenfassung

Abb. 7.10 fasst die drei Lähmungstypen und die jeweiligen Testmethoden zusammen. Zur Vollständigkeit ist auch die Nervenversorgung der drei Muskeln aufgeführt.

Bei der Untersuchung eines Patienten mit Schulterbeschwerden oder -funktionsstörungen muss der Patient immer von hinten und mit freiem Oberkörper untersucht werden, um eine mögliche Scapula alata zu erkennen. Wie bei vielen anderen Erkrankungen gilt: Wenn Sie nicht gezielt nach einer Scapula alata suchen, werden Sie sie nie entdecken.

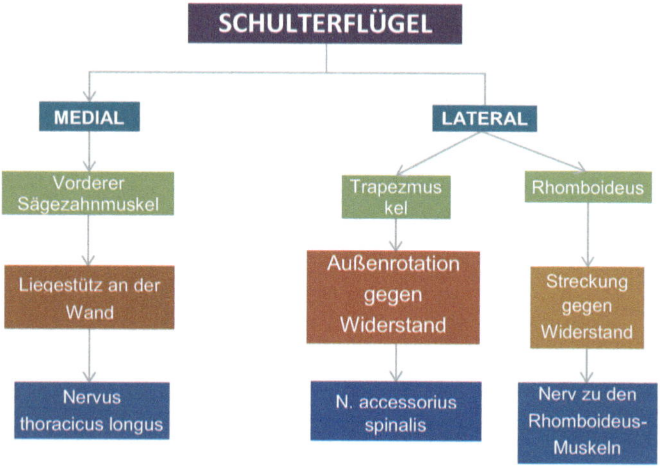

Abb. 7.10 Zusammenfassung der Scapula-alata-Typen mit Schwerpunkt auf Verlagerung, Testmethoden und Nervenversorgung der Muskeln

Medialer Kniesehnenreflex (MHR)

8

8.1 L5-Radikulopathie

Obwohl der mediale ischiokrurale Reflex (Hamstring-Reflex) in der Literatur ausführlich beschrieben ist, wird er in medizinischen Berichten kaum erwähnt. Es ist nachgewiesen, dass die L5-Nervenwurzel den medialen ischiokruralen Reflex steuert, was bedeutet, dass wir ein sehr nützliches klinisches Zeichen nicht nutzen!

Die Erklärung für die geringe Anwendung liegt darin, dass erst in den letzten etwa 10 Jahren die Zuverlässigkeit des medialen ischiokruralen Reflexes als von der L5-Nervenwurzel versorgter Reflex endgültig belegt wurde. Dieses Kapitel soll daher die Bedeutung und den Wert des Reflexes bei der Untersuchung auf eine L5-Radikulopathie hervorheben.

Ich habe festgestellt, dass die beste Position und Methode zur Prüfung des medialen ischiokruralen Reflexes die folgende ist:

- Mit dem Patienten in Rückenlage.
- Die Hüfte ist leicht gebeugt, abduziert und außenrotiert, das Knie ist um 50–60° gebeugt.
- Die Zeige- und Mittelfinger des Untersuchers werden über die medialen Hamstring-Sehnen (M. semimembranosus und M. semitendinosus) einige Zentimeter oberhalb des Knies gelegt (Abb. 8.1).

R. Pillemer, *Körperliche Befunde bei orthopädischen und neurologischen Erkrankungen*,
https://doi.org/10.1007/978-3-032-23049-2_8

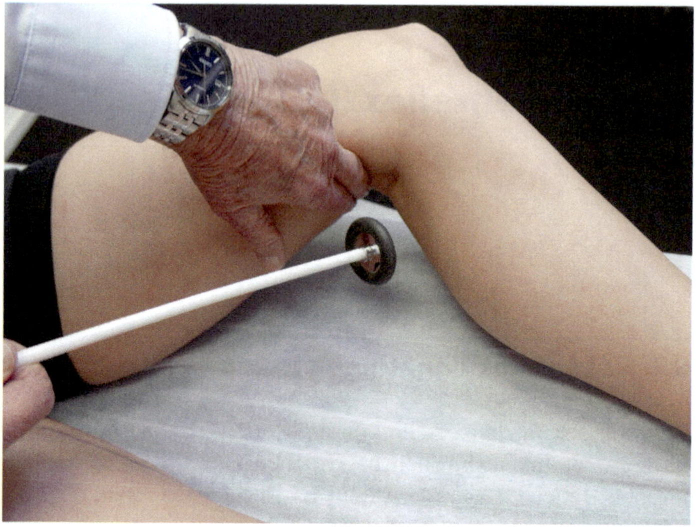

Abb. 8.1 Prüfung des medialen ischiokruralen Reflexes

- Die Finger des Untersuchers werden dann mit dem Reflexhammer angeschlagen; ist der Reflex vorhanden, sieht man eine Kontraktion der Hamstrings, die auch tastbar ist [1].

Die Untersuchung auf eine L5-Radikulopathie umfasst Folgendes (siehe Kap. 9):

- Motorik: Schwäche des M. extensor hallucis longus.
- Sensibilität: Vermindertes Empfinden über dem lateralen Rand des distalen Unterschenkels bis zum Fußrücken.
- Reflex: Abschwächung oder Fehlen des medialen ischiokruralen Reflexes (immer mit der Gegenseite vergleichen).

8.1.1 Weitere weniger häufige Zeichen einer L5-Nervenwurzelbeteiligung

8.1.1.1 Musculus extensor digitorum brevis

Der M. extensor digitorum brevis wird vom Endast des N. peroneus profundus (fibularis) (L5) versorgt.

Der Muskelbauch des M. extensor digitorum brevis *„ist bei den meisten Füßen sichtbar und bei allen tastbar"* [2], durch Widerstand gegen die Extension der medialen vier Zehen (Abb. 8.2).

Der Muskel entspringt von der dorsalen/oberen Fläche des distalen Fersenbeins (Abb. 8.3) und zieht schräg über den Fuß,

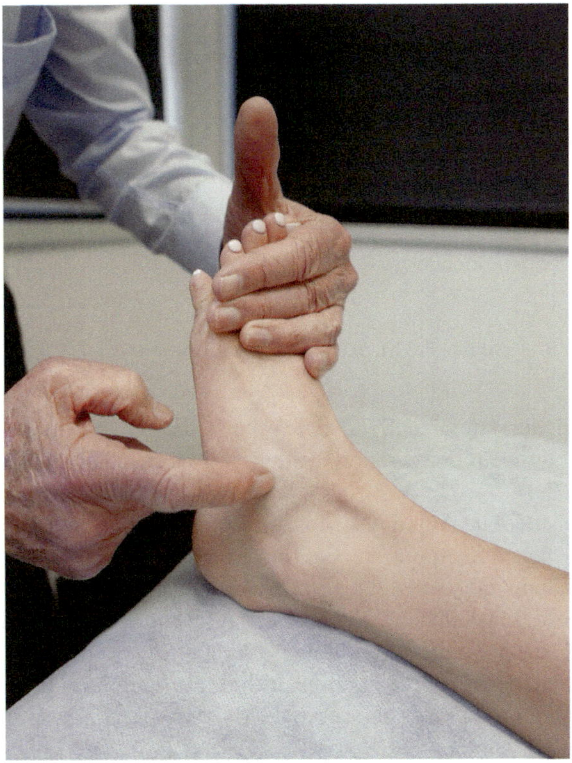

Abb. 8.2 Muskelbauch des M. extensor digitorum brevis

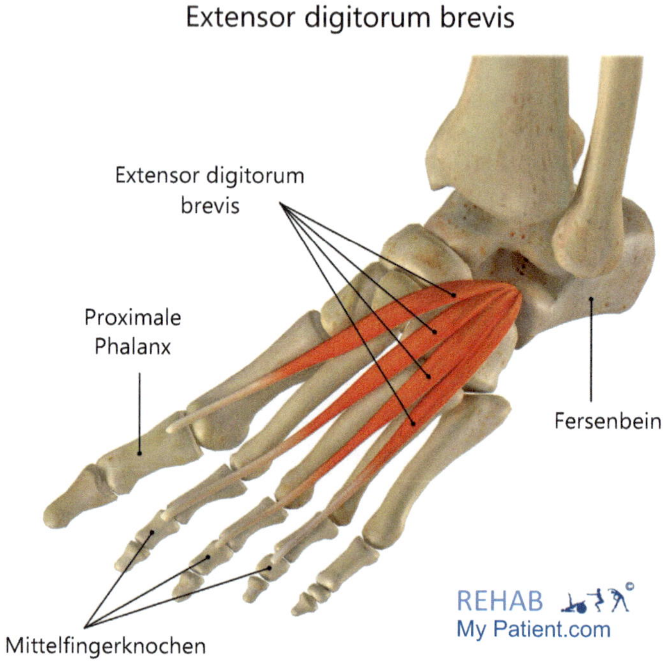

Abb. 8.3 Ursprung des M. extensor digitorum brevis

um an der lateralen Seite der Sehnen des M. extensor digitorum longus an der zweiten, dritten und vierten Zehe anzusetzen (Abb. 8.4).

Der mediale Anteil des Muskels wird als M. extensor hallucis brevis bezeichnet, der am Fußrücken an der Basis der proximalen Phalanx der Großzehe ansetzt (Abb. 8.4).

Diese Muskeln und Sehnen verlaufen unterhalb der Sehnen des M. extensor digitorum longus (Abb. 8.5).

Eine Atrophie des M. extensor digitorum brevis zeigt sich bei Patienten mit L5-Nervenläsionen (Abb. 8.6 und 8.7).

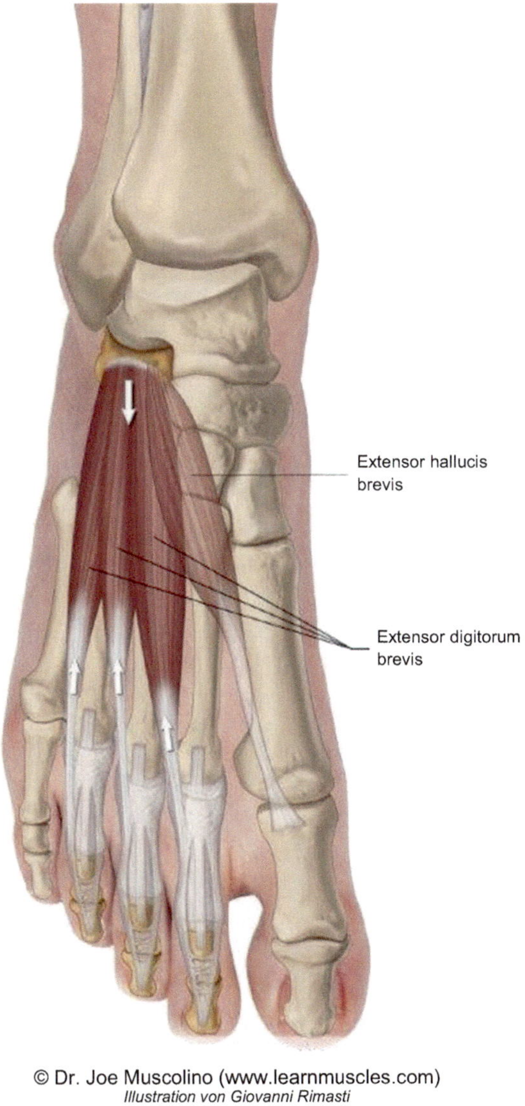

Abb. 8.4 Ansatz des M. extensor digitorum brevis und M. extensor hallucis brevis

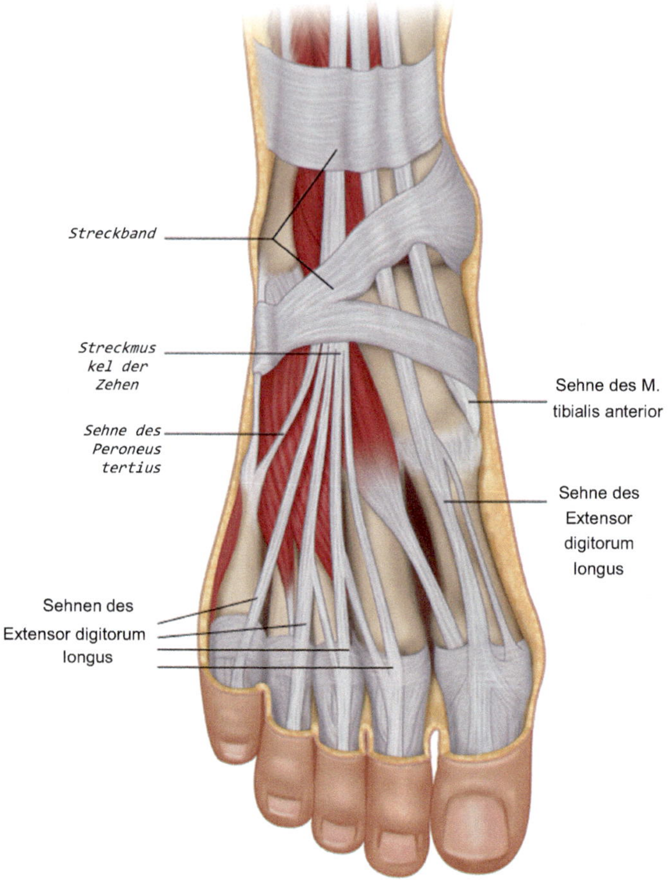

Abb. 8.5 Ansätze von M. extensor hallucis longus und M. extensor digitorum longus

8.1.1.2 Peronealreflex

Ursprünglich von Louis Berlin beschrieben [3], wird dieser Reflex vom N. peroneus (L5) vermittelt, ist jedoch oft schwer auslösbar und nicht immer vorhanden.

Der Reflex kann demonstriert werden, indem die Finger des Untersuchers über den lateralen Fußrücken gelegt und durch

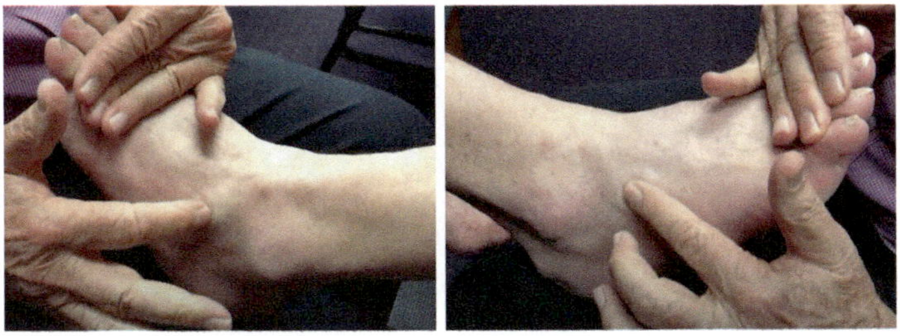

Abb. 8.6 Patient mit L5-Nervenwurzel-Schädigung: linker Fuß mit normalem M. extensor digitorum brevis, rechter Fuß mit Atrophie/Erschlaffung des M. extensor brevis

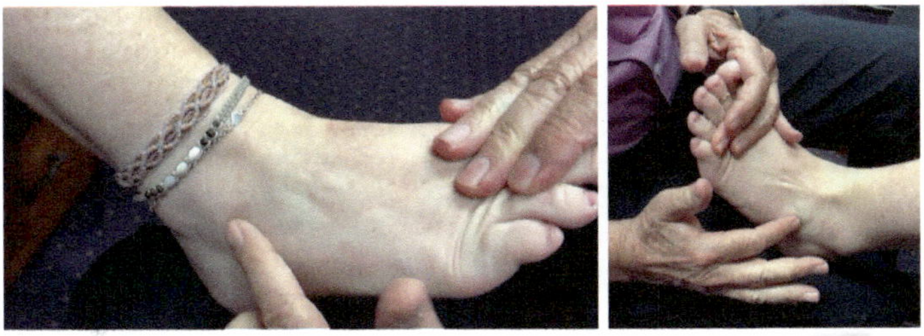

Abb. 8.7 Patient mit L5-Nervenwurzel-Läsion und deutlicher Atrophie des M. extensor digitorum brevis am rechten Fuß im Vergleich zur normalen Muskulatur am linken Fuß

Klopfen stimuliert werden, wobei der Fuß leicht plantarflexiert und invertiert ist (Abb. 8.8).

Ein positiver Reflex führt zu einer leichten Streckung und Eversion des Fußes.

8.1.1.3 Wie unterscheidet man zwischen einer L5-Nervenwurzel-Läsion und einer Läsion des N. peroneus communis?

Es kann mitunter sehr schwierig sein, zwischen einer L5-Nervenwurzel-Läsion und einer Läsion des N. peroneus communis zu unterscheiden. Beide können sich durch eine Fußheberschwäche unterschiedlichen Ausmaßes und durch einen Sensibilitätsverlust mit sehr ähnlicher Ausbreitung präsentieren.

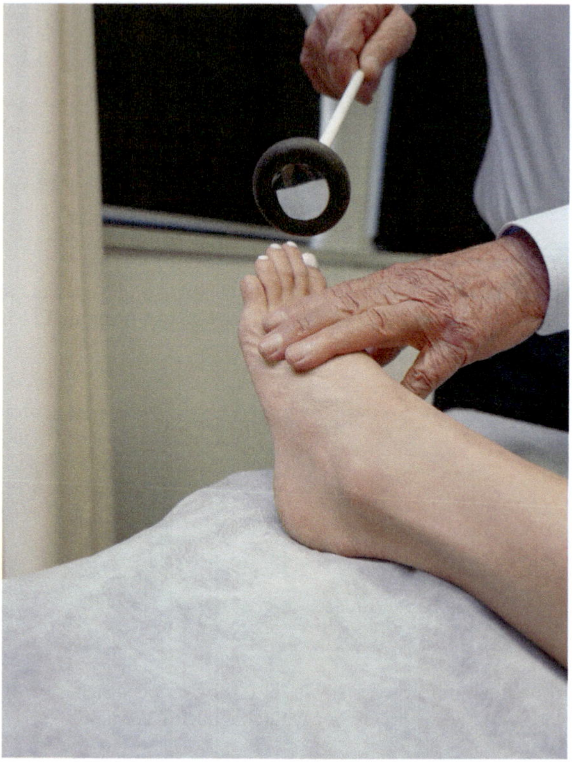

Abb. 8.8 Prüfung des Peronealreflexes

Es ist wichtig, auch andere Ursachen für eine Fußheberschwäche zu berücksichtigen, wie Hirntumoren oder Schlaganfälle, Läsionen des N. ischiadicus, Rückenmarksläsionen, Ruptur des M. tibialis anterior und verschiedene Neuropathien wie Diabetes.

Die beiden häufigsten Ursachen sind jedoch die L5-Radikulopathie und Läsionen des N. peroneus communis.

Abb. 8.9 zeigt den typischen Sensibilitätsverlust bei N.-peroneus-communis-Läsionen und den Sensibilitätsverlust bei L5-Läsionen (Dermatomverteilung). Es zeigen sich bemerkenswert

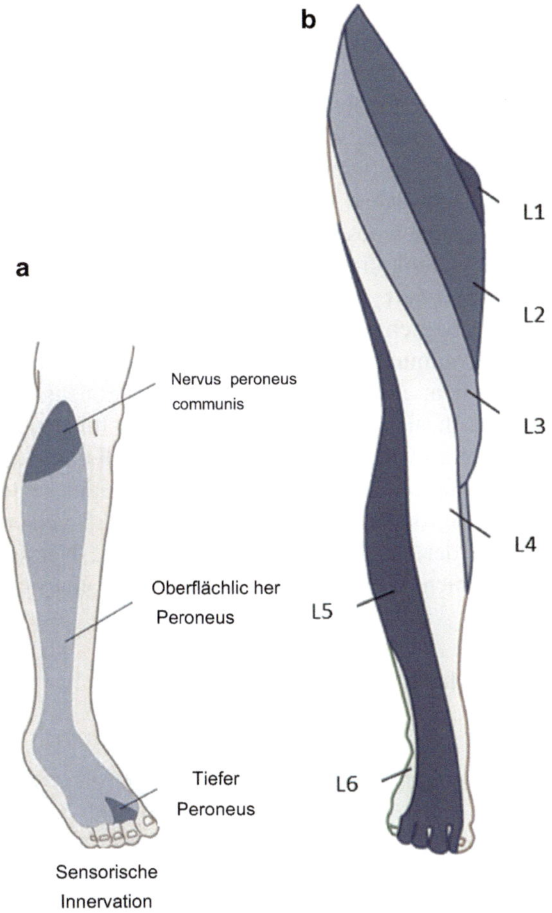

Abb. 8.9 **a** Sensibilitätsverlust bei Läsionen des N. peroneus communis. **b** Sensibilitätsverlust bei L5-Nervenwurzel-Läsionen

ähnliche Verteilungsmuster. Der motorische Ausfall kann in beiden Fällen zu einer Fußheberschwäche führen, mit Schwäche der Fuß- und Zehenheber sowie der Fußaußenrotatoren.

Welche Möglichkeiten gibt es also, diese beiden Krankheitsbilder zu unterscheiden? Fünf Methoden werden hier vorgeschlagen:

- Eine Einschränkung des Lasègue-Zeichens (Straight Leg Raising) kann bei L5-Nervenwurzel-Läsionen, nicht aber bei Läsionen des N. peroneus communis auftreten.
- Hüftabduktion: Erfolgt durch den M. gluteus medius und minimus (N. gluteus superior) sowie den M. piriformis. Eine Schwäche der Hüftabduktion mit positivem Trendelenburg-Zeichen kann daher bei L5-Nervenwurzel-Läsionen, nicht aber bei Läsionen des N. peroneus communis auftreten.
- Medialer ischiokruraler Reflex. Wird von der L5-Nervenwurzel innerviert und kann daher bei L5-Nervenwurzel-Läsionen abgeschwächt sein, nicht aber bei Läsionen des N. peroneus communis.
- Tinel-Zeichen. Das Beklopfen des N. peroneus communis kann Parästhesien auslösen, die das Bein hinabziehen, was bei L5-Nervenwurzel-Läsionen nicht der Fall ist.
- Fußinnenrotation (Inversion). Der M. tibialis anterior ist ein Fußinnenrotator und wird von L4 und L5 versorgt. Eine Schwäche der Inversion kann daher bei L5-Nervenwurzel-Läsionen, nicht aber bei Läsionen des N. peroneus communis auftreten.

Diese Unterschiede sind in der folgenden Tabelle zusammengefasst:

	L5-Nervenwurzel	Nervus peroneus communis
Lasègue-Zeichen (Straight Leg Raising)	Eingeschränkt	Normal
Hüftabduktion	Schwach	Normal
Medialer Hamstring-Reflex	Abgeschwächt/fehlend	Normal
Tinel-Zeichen	Fehlend	Vorhanden
Fußinnenrotation (Inversion)	Normal	Schwach

Literatur

1. Pillemer R. YouTube "In Brief" Radiculopathy Part 1. The importance of the medial hamstring reflex.
2. Sinnatamby C. Last's anatomy. 10 Aufl. Edinburgh: Churchill Livingstone; 1999. S. 139.
3. Berlin, L. A peroneal muscle stretch reflex. Neurology. 1971;21 (11):1177. https://doi.org/10.1212/WNL.21.11.1177.

9 Lumbosakrale Radikulopathie

In diesem Kapitel wird eine systematische Methode zur Untersuchung der häufig betroffenen Nervenwurzeln bei lumbosakraler Radikulopathie, nämlich L4, L5 und S1, vorgestellt. In jedem Fall wird eine sorgfältige Anamnese erhoben.

Radikulopathie: Erkrankung der Spinalnervenwurzeln

- Die lumbosakrale Radikulopathie ist ein Schmerzsyndrom, das durch Kompression oder Reizung der Nervenwurzeln in der lumbosakralen Wirbelsäule verursacht wird.
- Sie wird verursacht durch lumbale Bandscheibenprotrusion, Facettenhypertrophie, Spondylolisthesis oder foraminale Einengung an den Austrittsstellen der Nerven aus dem Spinalkanal.
- Sie ist eine sehr häufige Erscheinung in der muskuloskelettalen Medizin; die Mehrheit der Fälle heilt spontan aus.
- Achten Sie jedoch auf „Red Flags“,[1] die einer dringenden Abklärung bedürfen.
- Ungeklärtes Fieber, Gewichtsverlust.

---

[1] *Red Flags:*
Harnverhalt, Stuhlinkontinenz, Reithosenanästhesie – alles Zeichen des Cauda-equina-Syndroms (CES)
Ausgeprägte/bilaterale Schwäche, Sensibilitäts- oder Reflexverlust
Schweres Trauma oder kürzliche Operation
Ungeklärtes Fieber, Gewichtsverlust

R. Pillemer, *Körperliche Befunde bei orthopädischen und neurologischen Erkrankungen*,
https://doi.org/10.1007/978-3-032-23049-2_9

9.1 Segmentale Innervation

Die Spinalnerven übernehmen auf jedem Segmentniveau drei Funktionen: Sensibilität, Motorik und Reflexe. Die Tests für jede dieser Funktionen werden im Folgenden erläutert.

9.1.1 Sensible Funktion

- Das von einem einzelnen Spinalnerven versorgte Hautareal wird als „Dermatom" bezeichnet (Abb. 9.1).
- Obwohl es Überlappungen benachbarter Dermatome gibt, wie auch an der oberen Extremität, existieren autonome Zonen, die für jede Nervenwurzel sehr spezifisch sind (Abb. 9.2).
  - L2: anteromediale Mitte des Oberschenkels
  - L3: medialer Femurkondylus
  - L4: medialer Malleolus
  - L5: Haut über dem dritten Metatarsophalangealgelenk am Fußrücken
  - S1: laterale Ferse
  - S2: Fossa poplitea, leicht medial der Mittellinie

9.1.2 Motorische Funktion

- Die von einer einzelnen Spinalnervenwurzel versorgten Muskeln werden als „Myotom" bezeichnet.
- Die segmentale Innervation der Muskeln ist im Anatomie-Lehrbuch von Jack Last beschrieben; die informativsten Seiten, die ich seit Beginn des Medizinstudiums gelesen habe.

Zusammenfassend stellt Last fest:

- Die meisten Muskeln werden gleichermaßen von zwei benachbarten Segmenten des Rückenmarks versorgt.
- Muskeln, die eine gemeinsame Hauptfunktion an einem Gelenk ausüben, werden von denselben beiden Segmenten innerviert.

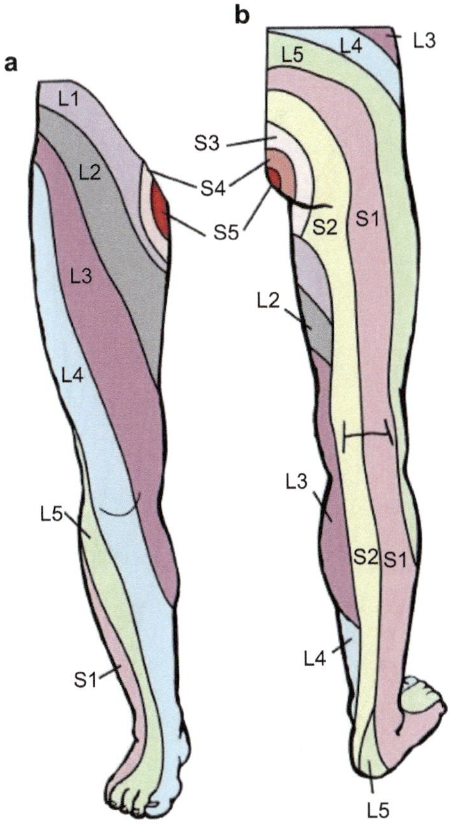

Abb. 9.1 Dermatome der Beine (**a** vorne; **b** hinten)

- Ihre Gegenspieler, die die entgegengesetzte Bewegung ausführen, werden ebenfalls von denselben beiden numerisch darauf folgenden Segmenten versorgt.
- Für ein um ein Segment weiter distal gelegenes Gelenk liegt das Zentrum *en bloc* ein Segment tiefer im Rückenmark.
- Die für die verschiedenen Bewegungen der Extremitätengelenke hauptsächlich verantwortlichen Segmente sind in Abb. 9.3 zusammengefasst.

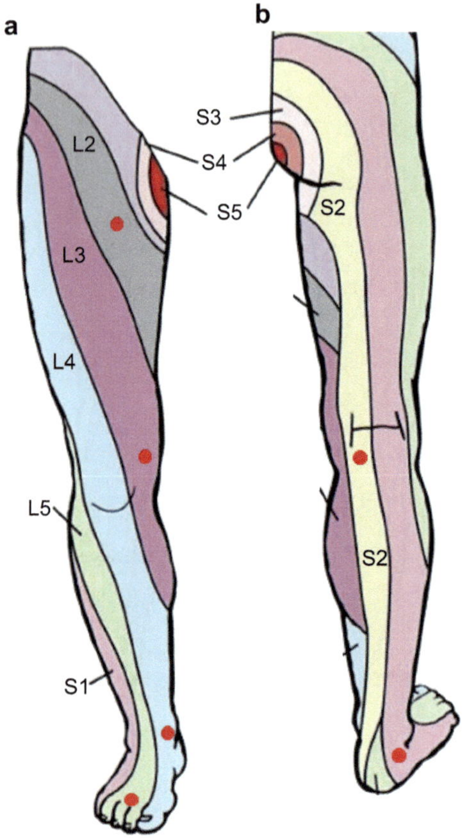

Abb. 9.2 Autonome Zonen (**a** vorne; **b** hinten)

Das oben beschriebene Muster ermöglicht es, die segmentale Innervation eines Muskels zu bestimmen, zum Beispiel:

- M. iliacus (Hüftbeugung): L2,3
- M. biceps femoris (Kniebeugung): L5,S1
- M. soleus (Plantarflexion Sprunggelenk): S1,2

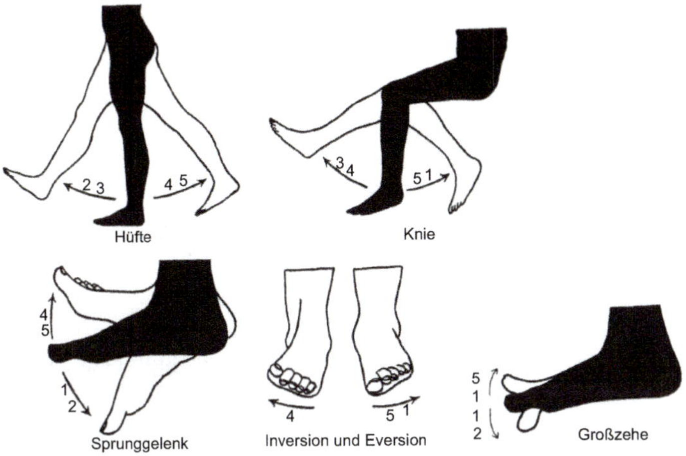

Abb. 9.3 Segmentale Innervation der unteren Extremität

Last merkt an, dass es sich hierbei um Flexions- und Extensionsbewegungen handelt, die alle das Knie und das Sprunggelenk bewegenden Muskeln abdecken.

An der Hüfte sind neben Flexion und Extension auch andere Bewegungen möglich, aber alle werden von denselben vier Segmenten innerviert. Somit gilt:

- Adduktion oder Innenrotation (wie Flexion): L2,3
- Abduktion oder Außenrotation (wie Extension): L4,5
- Für die Innervation des Fußes gilt folgende Formel:
  - Fußinversion: L4
  - Fußeversion: L5,S1

9.1.2.1 Anwendung

- Jedes Gelenk wird von vier Rückenmarksegmenten versorgt.
- Mit jedem weiter distal gelegenen Gelenk verschiebt sich das Segment um eines nach unten.
- Die vorderen Muskeln kontrahieren zuerst.
- Beginnen Sie daher bei der Hüfte mit L2, beim Knie mit L3 und beim Sprunggelenk mit L4.

Üben Sie dies einige Male, und Sie werden bald die segmentale Innervation aller Muskeln der unteren Extremität kennen!

9.1.3 Reflexfunktion

L4: Patellarsehnenreflex
L5: Medialer ischiokruraler Reflex (siehe Kap. 8)
S1: Achillessehnenreflex

- Erscheint ein Reflex nicht auslösbar, testen Sie erneut, während der Patient die Zähne zusammenbeißt, versucht, ineinander verschränkte Finger mit Kraft auseinanderzuziehen oder die Knie kräftig zusammenzupressen (Verstärkung) (Abb. 9.4).
- Hyperreflexie kann auf eine Schädigung des ersten Motoneurons (obere Motoneuronläsion, UMNL) hinweisen. Weitere Zeichen sind gesteigerter Muskeltonus, Klonus und Babinski-Zeichen.

9.1.3.1 Systematische Methode zum Testen auf Radikulopathie

Es gibt 6 Reflexprüfungen, je 3 pro Seite, 6 Sensibilitätstests für Dermatome, je 3 pro Seite, und 6 Krafttests, je 3 pro Seite (siehe

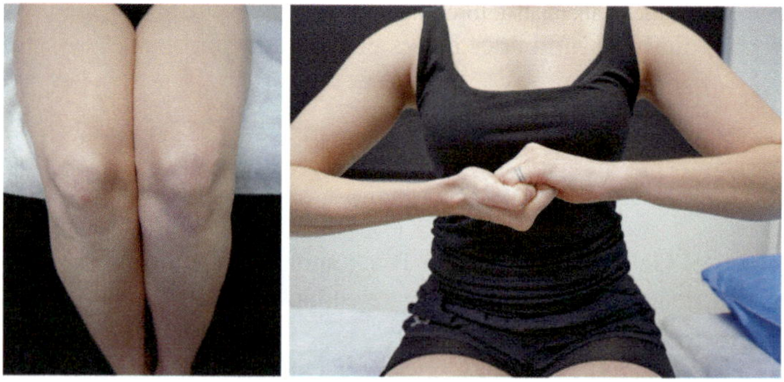

Abb. 9.4 Verstärkung

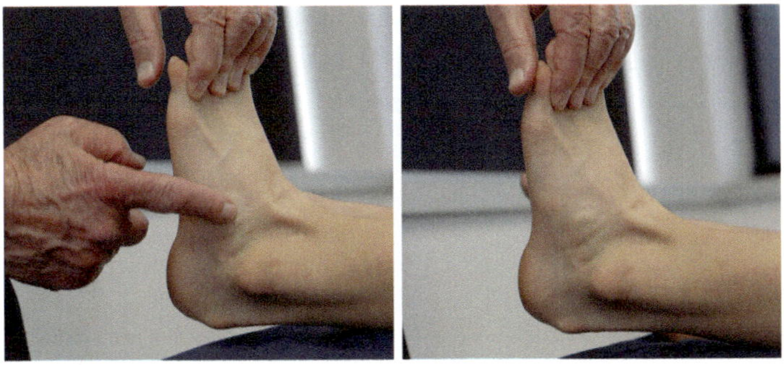

Abb. 9.5 M. extensor digitorum brevis

Abb. 9.5). Ich schlage vor, dies als *666-Methode zum Testen auf Radikulopathie* zu bezeichnen.[2]

Reflexe (6 Tests)

- Testen Sie den Patellarsehnen-, medialen ischiokruralen und Achillessehnenreflex beidseits.

Kraftprüfung (6 Tests)

- Testen Sie die Kraft bei Fußinversion, Großzehenextension und Fußeversion beidseits.

Sensibilitätstestung (6 Tests)

- Testen Sie die Sensibilität über dem medialen Malleolus, dem Fußrücken und der lateralen Ferse beidseits.

Tab. 9.1 zeigt die Veränderungen, die bei Beteiligung der jeweiligen Nervenwurzel auftreten können (L3 ist der Vollständigkeit halber aufgeführt).

Eine bildliche Darstellung der 666-Methode ist in Tab. 9.2 dargestellt.

---

[2] Für bibelkundige Leser: Das ist das Zeichen des „Tieres" (Offenbarung 13:18). 666 ist auch die Summe aller Zahlen auf einem Roulettekessel, 1–36.

Tab. 9.1 Klinisches Bild bei Beteiligung spezifischer Nervenwurzeln

Nervenwurzel	Reflex	Motorisches Defizit	Sensibles Defizit
L3	Hüfte	Hüftflexion und -adduktion	Medialer Oberschenkel bis Knie
L4	Knie	Quadrizeps Fußinversion	Medialer Unterschenkel und Fuß
L5	Medialer ischiokruraler	Mm. extensor hallucis longus und extensor digitorum brevis[a]	Anterolateraler Unterschenkel Fußrücken
S1	Sprunggelenk	Plantarflexion Eversion	Lateraler Fuß und Fußsohle

[a]Ein weiteres Zeichen einer L5-Wurzelläsion, das gut beschrieben, aber selten erwähnt wird, ist die Atrophie des M. extensor digitorm brevis. Wie Jack Last sagt, ist dies ein Muskel, „dessen fleischiger Bauch bei den meisten sichtbar und bei allen tastbar ist“ (Abb. 9.5). Er wird vom lateralen Endast des N. peroneus profundus (L5) innerviert.

Anatomie des Plexus lumbosacralis (der Vollständigkeit halber)

Wenn die Nerven, die den Plexus lumbosacralis bilden, den Spinalkanal verlassen, teilen sie sich in vordere und hintere Äste (Rami) (Abb. 9.6).

Der Plexus lumbalis wird von den vorderen Rami von L1–L4 gebildet, während der Plexus sacralis von den vorderen Rami von S1–S4 mit einem wesentlichen Beitrag des Truncus lumbosacralis (L4 und L5) gebildet wird (Abb. 9.6).

Der Plexus lumbalis (Abb. 9.7)

- Der Plexus bildet sich im M. psoas major.
- Die beiden wichtigsten motorischen Äste sind:
  - N. femoralis (L2,3,4), der den Quadrizeps (M. rectus femoris und die drei vasti) innerviert.
  - N. obturatorius (L2,3,4), der die Mm. adductor longus und brevis sowie den Beckenanteil des M. adductor magnus versorgt.

Tab. 9.2 Die 666-Methode zur systematischen Testung auf Radikulopathie

Reflexe	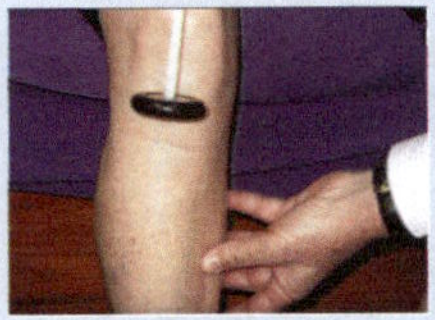 Knie (L4) Rechte Seite | Linke Seite	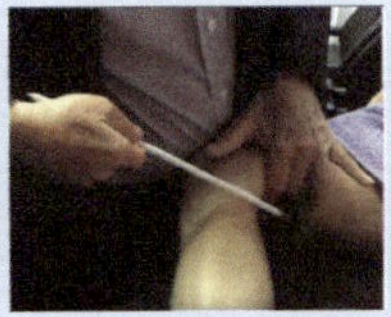 Medialer ischiokruraler Reflex (L5) Rechte Seite | Linke Seite	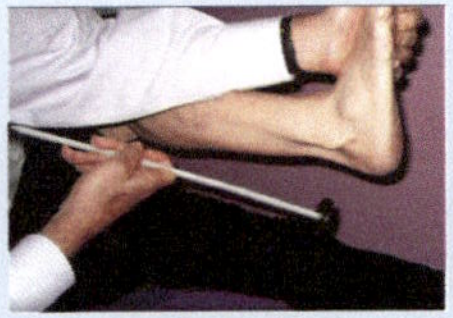 Sprunggelenk (S1) Rechte Seite | Linke Seite
Kraftprüfung	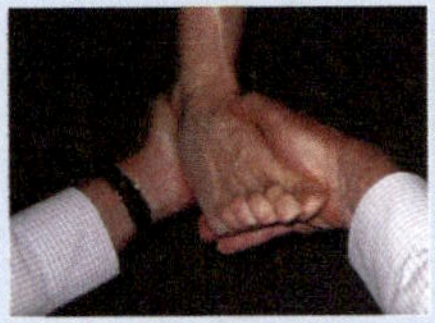 Inversion (L4) Rechte Seite | Linke Seite	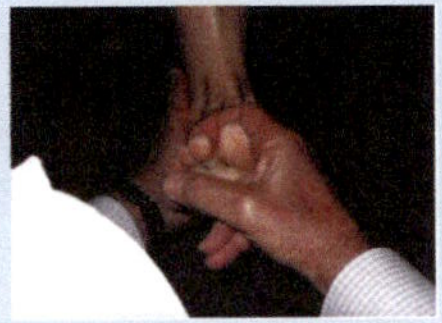 Extension der Großzehe (L5) Rechte Seite | Linke Seite	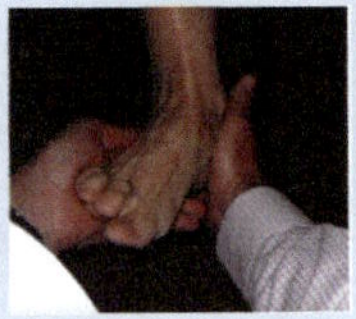 Eversion (S1) Rechte Seite | Linke Seite
Sensibilitäts-testung	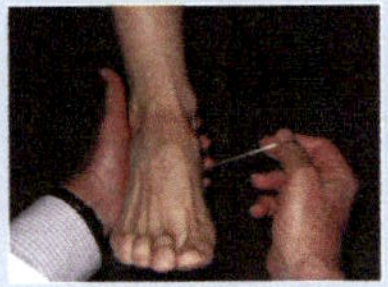 Fußinnenseite (L4) Rechte Seite | Linke Seite	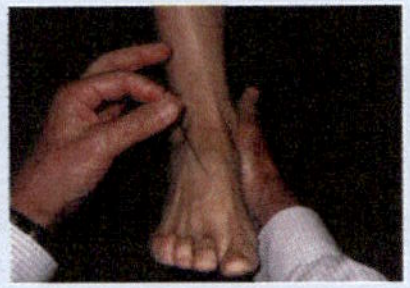 Fußrücken (L5) Rechte Seite | Linke Seite	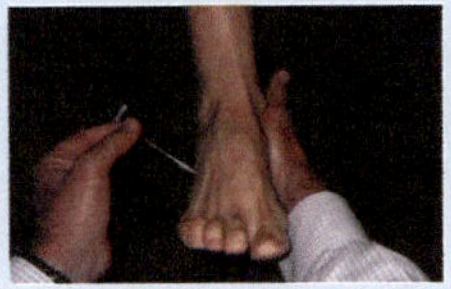 Fußaußenseite (S1) Rechte Seite | Linke Seite

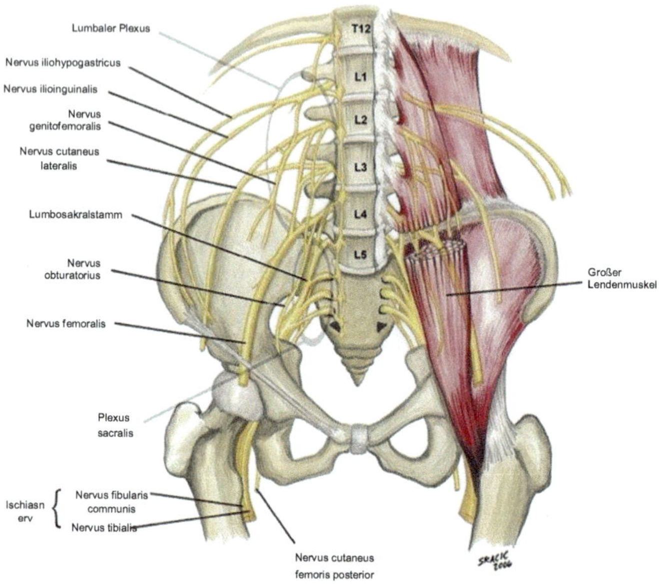

Abb. 9.6 Der Lumbosakralplexus

Der wichtigste sensible Ast ist der N. saphenus, ein Endast des N. femoralis, der im Trigonum femorale entspringt. Er zieht über den anteromedialen Oberschenkel und den medialen Unterschenkel, anterior des medialen Malleolus, bis zur Basis der Großzehe. Sicherlich der längste Nerv des Körpers! Der infrapatellare Ast wird bei vorderen Knieinzisionen häufig verletzt. (In der Literatur wird der N. ischiadicus, der im Plexus sacralis entsteht und bis in den Fuß zieht, als längster Nerv des Körpers bezeichnet. Allerdings teilt sich der N. ischiadicus in der Region der Fossa poplitea in seine Endäste, sodass er dort nicht mehr als N. ischiadicus gilt) (Tab. 9.3).

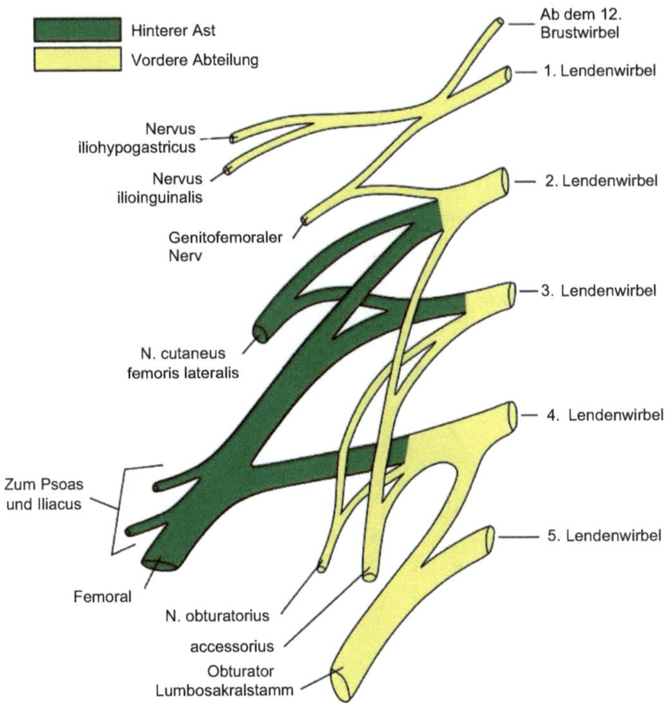

Abb. 9.7 Der Plexus lumbalis

Tab. 9.3 Eine hilfreiche Eselsbrücke für die wichtigsten Äste des Plexus lumbalis

Interested	In	Getting	Lunch	On	Friday
N. iliohypogastricus	N. ilioinguinalis	N. genitofemoralis	N. cutaneus femoris lateralis	N. obturatorius	N. femoralis

Der Plexus sacralis (Abb. 9.8)

- Bildet sich an der Vorderfläche des M. piriformis.
- Der größte Ast des Plexus ist der N. ischiadicus (L4,5, S1,2,3), der durch die Vereinigung seiner tibialen und peronealen (fibularen) Anteile entsteht.

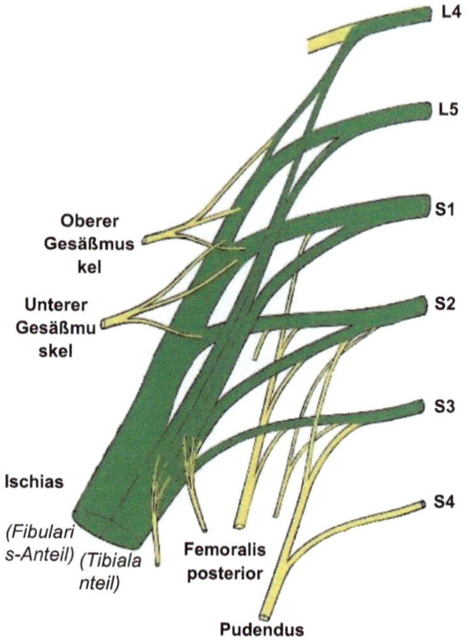

Abb. 9.8 Der Plexus sacralis

- Er innerviert alle Muskeln des hinteren Oberschenkels (ischiokrurale Muskulatur) sowie den ischialen Anteil des M. adductor magnus.
- Der Nerv teilt sich in der Region der Fossa poplitea in seine beiden Anteile, die dann alle Muskeln unterhalb des Knies versorgen.
- Weitere Äste des Plexus sind:
  - Der N. pudendus, der motorische und sensible Äste für den Beckenboden und das Perineum einschließlich der perianalen Haut, des Penis/Klitoris sowie des Skrotums und der Vulva abgibt.
  - Die Nn. glutei superior und inferior.
  - Der Nerv für den M. obturator internus.
  - Der Nerv für den M. quadratus femoris.
  - Der perianale Ast von S4.

9.1.3.2 Weiterer Kommentar

Ich möchte die Bedeutung der Testung des medialen ischiokruralen Reflexes als Zeichen einer L5-Wurzelläsion betonen. Ich bin überzeugt, dass Sie, wenn Sie diesen Reflex routinemäßig testen, ein äußerst nützliches zusätzliches Instrument zur Diagnostik der Radikulopathie erhalten. Außerdem habe ich eine Routine für die Untersuchung der häufiger betroffenen Nervenwurzeln L4, L5 und S1 bei Verdacht auf Radikulopathie vorgeschlagen (siehe Roger Pillemer YouTube: L5 Radikulopathie).

Ich möchte zudem die Bedeutung einer standardisierten Testmethode für die häufiger betroffenen Nervenwurzeln L4, L5 und S1 bei der Untersuchung auf Radikulopathie hervorheben.

Lasègue-Test (Straight Leg Raise) 10

10.1 Eine inkorrekte Interpretation des Waddell-Tests

Der Lasègue-Test (Straight Leg Raise, SLR) wird eingesetzt, um eine Nervenwurzelreizung im lumbosakralen Bereich zu erkennen. Dabei wird zunächst eine Spannung auf den Ischiasnerv und anschließend nacheinander auf die Spinalnervenwurzeln ausgeübt. Zahlreiche Studien haben gezeigt, dass der Test eine höhere Sensitivität als Spezifität aufweist, wobei ein negatives Testergebnis in der Regel eine Radikulopathie ausschließt.

Der Test wird in Rückenlage des Patienten durchgeführt, wobei ein Kissen den Kopf stützt. Das Bein wird dann passiv angehoben, wobei eine Hand des Untersuchers die Ferse und den Fuß hält, während die andere auf dem unteren Oberschenkel liegt und das Knie in Streckung hält.

Beginnen Sie immer mit dem nicht betroffenen Bein und beugen Sie die Hüfte allmählich, während Sie das Gesicht des Patienten auf erste Anzeichen von Unbehagen beobachten. Eine hilfreiche Ergänzung ist in diesem Stadium die Dorsalflexion von Fuß und Sprunggelenk, um zu sehen, ob dies das Unbehagen oder die Schmerzen verstärkt (Lasègue-Test).

Ein positives SLR-Testergebnis tritt auch bei verkürzten Hamstrings auf; dies wird im Folgenden erläutert.

R. Pillemer, *Körperliche Befunde bei orthopädischen und neurologischen Erkrankungen*,
https://doi.org/10.1007/978-3-032-23049-2_10

Der SLR spielt eine bedeutende Rolle im medizinisch-juristischen Kontext, wo er häufig zur Beurteilung der Glaubwürdigkeit des verletzten Arbeitnehmers herangezogen wird. Der bekannteste Artikel über nicht-organische Zeichen wurde von Waddell et al. im Jahr 1980 veröffentlicht.[1] Waddell erhielt für diese Veröffentlichung den Volvo Award for Clinical Science, und in der muskuloskelettalen Medizin sind uns allen die „Waddell-Zeichen" bekannt. Waddells „Distraktionstest" gilt als Goldstandard bei der Interpretation des SLR.

Wie in der Überschrift dieses Abschnitts erwähnt, wird Waddells Test jedoch falsch interpretiert – mit erheblichen Konsequenzen für den verletzten Arbeitnehmer.

10.1.1 Der Distraktionstest

Ich möchte mich auf ein bestimmtes Zeichen in Waddells Arbeit konzentrieren, nämlich den Distraktionstest. Waddell schreibt:

> Ein positiver körperlicher Befund wird auf die übliche Weise festgestellt. Dieses Zeichen wird dann überprüft, während die Aufmerksamkeit des Patienten abgelenkt ist. Ein Befund, der konsistent vorhanden ist, ist wahrscheinlich physisch bedingt. Befunde, die nur bei der formalen Untersuchung auftreten und zu anderen Zeiten verschwinden, können eine nicht-organische Komponente haben.

Das unter der Überschrift „Distraktionstest" angeführte Beispiel ist der Lasègue-Test (SLR). Waddell schreibt:

> Der Straight Leg Raise ist der nützlichste Distraktionstest. Patienten, deren Rückenschmerzen eine nicht-organische Komponente aufweisen, zeigen eine deutliche Verbesserung des Lasègue-Tests im Vergleich zur formalen Untersuchung.

Der Leser wird dann auf „Abb. 4" (Abb. 10.1) verwiesen, die den Patienten in sitzender Position mit 90° Hüftbeugung und

[1] Waddell G, Mc Culloch JA, Kummel E, et al. Nonorganic physical signs in low-back pain. *Spine*. 1980;5:117–25.

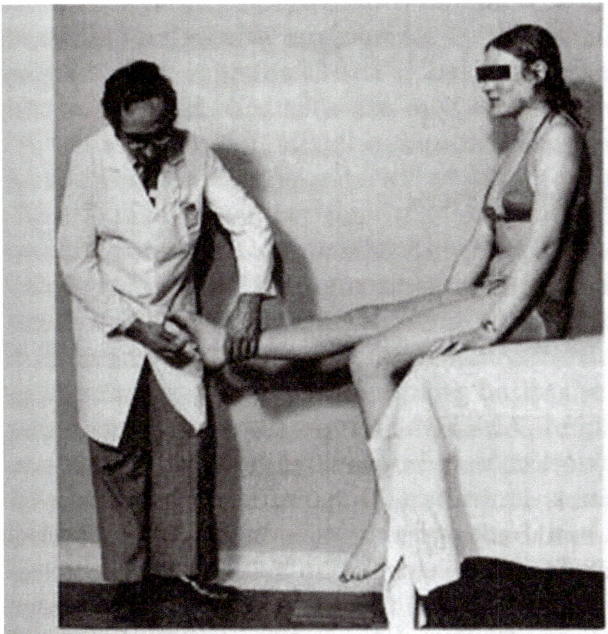

Fig 4. Straight leg raising improving with distraction, as when testing the plantar reflex in the sitting position.

Abb. 10.1 Der Distraktionstest

gestrecktem Knie zeigt, mit folgender Bildunterschrift: „*Verbesserung des Straight Leg Raise durch Distraktion, wie beim Testen des Plantarreflexes in Sitzposition*“.

Dieses Zeichen wird regelmäßig in medizinisch-juristischen Gutachten als nicht-organisches Zeichen zitiert, und ich habe nie gelesen oder gehört, dass dies infrage gestellt wird. Ich habe jedoch erhebliche Vorbehalte hinsichtlich der Validität dieses Tests. Ich stelle routinemäßig fest, dass das Äquivalent des Lasègue-Tests in Sitzposition größer ist als das, was bei der formalen Untersuchung in Rückenlage gezeigt wird. Dies ist selbst bei den ehrlichsten Patienten der Fall, und ich kann mir nicht vorstellen, dass andere dies nicht ebenfalls beobachtet haben. Die Diskrepanz (zwischen eingeschränktem SLR in Rückenlage und in

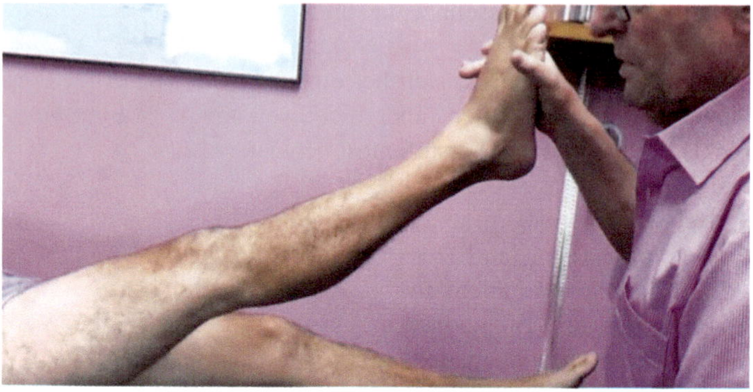

Abb. 10.2 SLR bei 30° rechts in Rückenlage

Sitzposition) tritt sogar bei Patienten mit Radikulopathiezeichen sowie bei solchen mit verkürzten Hamstrings auf.

(Bitte sehen Sie sich mein YouTube-Video an, in dem vier Fälle mit objektiven Radikulopathiezeichen gezeigt werden, die in Sitzposition einen höheren SLR als in Rückenlage aufweisen.[2])

10.1.2 Fallbeispiel 1

Ein 30-jähriger Mann, der sich 2014 am Rücken verletzte und ausstrahlende Schmerzen in den rechten Fuß entwickelte, wurde 2015 operiert. 2019 wurde er mit folgenden positiven klinischen Befunden gesehen (Abb. 10.2):

- SLR bei 30° rechts
- Fehlender Achillessehnenreflex
- Vermindertes Empfinden im S1-Versorgungsgebiet
- Schwäche der Eversion des rechten Fußes

[2] Roger Pillemer YouTube: „Testing Veracity Part 1": Video 11. https://www.youtube.com/watch?v=xZSi9Joi7xQ.

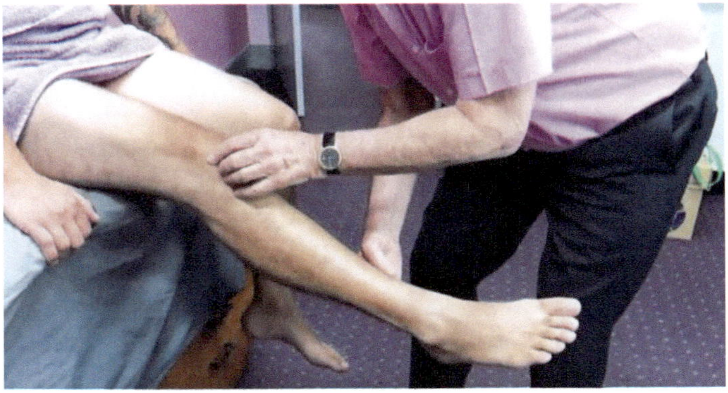

Abb. 10.3 Größerer Bewegungsumfang der Kniestreckung im Sitzen

Als er mit den Beinen über der Seite der Untersuchungsliege saß, war ein deutlich größerer Bewegungsumfang des (Äquivalents des) SLR möglich (Abb. 10.3).

Bitte beachten Sie, dass es sehr wichtig ist, dass der Patient beim Sitzen angewiesen wird, sich an der Seite der Untersuchungsliege festzuhalten, um eine Streckung der Wirbelsäule beim Strecken des Beins zu vermeiden.

10.1.3 Fallbeispiel 2

Ein 30-jähriger Sicherheitsmitarbeiter verletzte sich 2011 beim Entladen schwerer Münzsäcke am Rücken. Er entwickelte eine S1-Nervenwurzel-Läsion links, lehnte jedoch eine Operation ab. Bei der Untersuchung im Februar 2017 zeigten sich folgende positive klinische Befunde (Abb. 10.4):

- SLR weniger als 30° links
- Fehlender Achillessehnenreflex
- Vermindertes Empfinden im S1-Versorgungsgebiet
- Schwache Eversion des linken Fußes

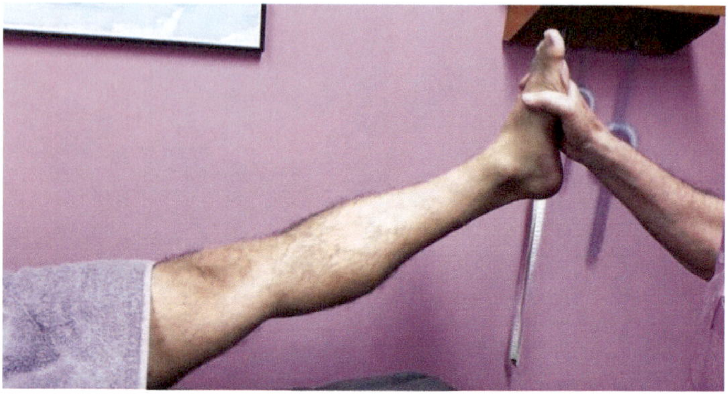

Abb. 10.4 SLR weniger als 30° links in Rückenlage

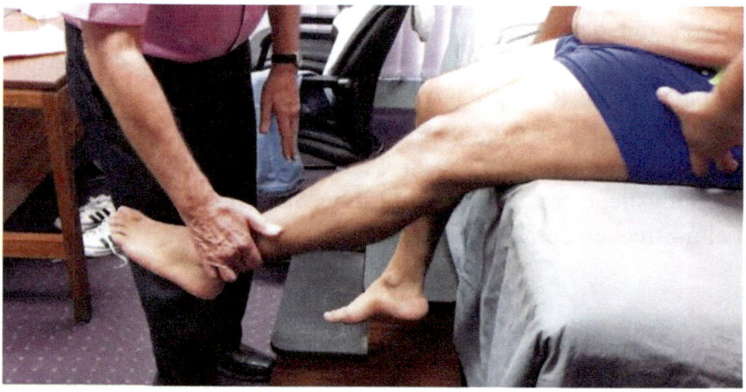

Abb. 10.5 Größerer Bewegungsumfang des SLR in Sitzposition

Auch hier ist die deutliche Einschränkung des SLR in Rückenlage im Vergleich zum größeren Bewegungsumfang im Sitzen zu beachten (Abb. 10.5).

10.1.4 Fallbeispiel 3

Diese Diskrepanz tritt nicht nur in Sitzposition auf, sondern auch in Rückenlage, wenn die kontralaterale Hüfte und das Knie gebeugt sind.

Ein 37-jähriger Mann stürzte 2020 drei Meter von einem Gerüst und erlitt eine L5-Nervenwurzel-Läsion mit Sensibilitätsverlust am Fußrücken rechts und Schwäche der Großzehenextension. Bei der Untersuchung 2023 zeigte sich eine deutliche Einschränkung des SLR rechts in Rückenlage (Abb. 10.6) mit einer deutlichen Zunahme des SLR auf der betroffenen Seite, wenn die kontralaterale Hüfte und das Knie auf 90° gebeugt sind (Abb. 10.7).

10.1.5 Mechanismus

Was ist der mögliche Mechanismus für diese Beobachtungen?

Ich möchte zwei Hypothesen vorschlagen, wie dieses Phänomen bei Radikulopathie oder verkürzten Hamstrings zustande kommt. Es sei darauf hingewiesen, dass die folgenden Mechanismen nicht für Patienten gelten, die simulieren oder akute Wirbelsäulenerkrankungen haben, bei denen jede Bewegung schmerzhaft sein kann.

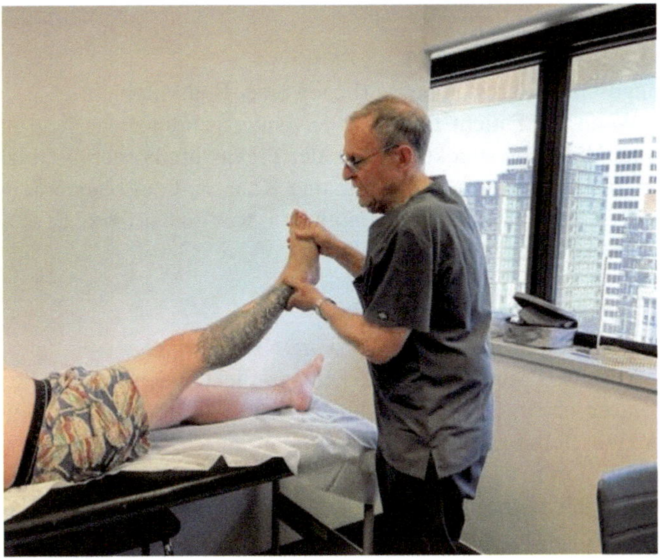

Abb. 10.6 Deutliche Einschränkung des SLR rechts in Rückenlage

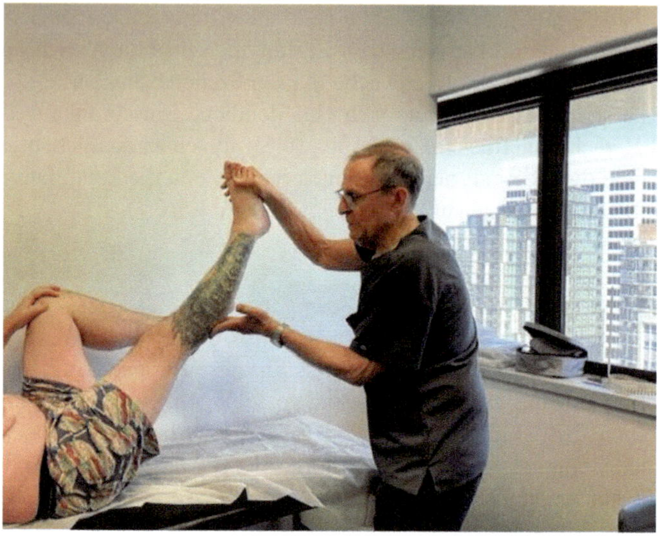

Abb. 10.7 Größerer Bewegungsumfang bei gebeugter kontralateraler Hüfte und Knie

10.1.5.1 Hypothese 1

Eingeschränkter SLR bei Vorliegen einer Radikulopathie.

Wenn der Patient flach auf der Untersuchungsliege liegt und beide Hüften gestreckt sind, ist der Plexus lumbosacralis relativ fixiert. Bei Beugung von Hüfte und Knie wird auf beiden Seiten ein Teil der Spannung rausgenommen, was eine größere SLR auf der betroffenen Seite ermöglicht.

10.1.5.2 Hypothese 2

Eingeschränkter SLR durch verkürzte Hamstrings.

Beachten Sie, dass in Rückenlage die Lendenwirbelsäule in Lordose ist. In Sitzposition hingegen kann die Wirbelsäule eine Flexionsstellung einnehmen.

Bei Lordose der Lendenwirbelsäule kippt das obere Becken nach vorne und das untere Becken mit dem Ansatz der Hamstrings nach hinten, wodurch der Ursprung der Hamstrings gedehnt und gespannt wird. In der Flexionsstellung der

Lendenwirbelsäule (Kyphose) kippt das obere Becken nach hinten und das untere nach vorne, wodurch die Spannung in den Hamstrings nachlässt und ein größerer SLR möglich ist. Dies kann man leicht an sich selbst testen. Setzen Sie sich auf die Stuhlkante, stellen Sie die Ferse auf den Boden und halten Sie das Knie vollständig gestreckt (Abb. 10.8). Bringen Sie Ihre

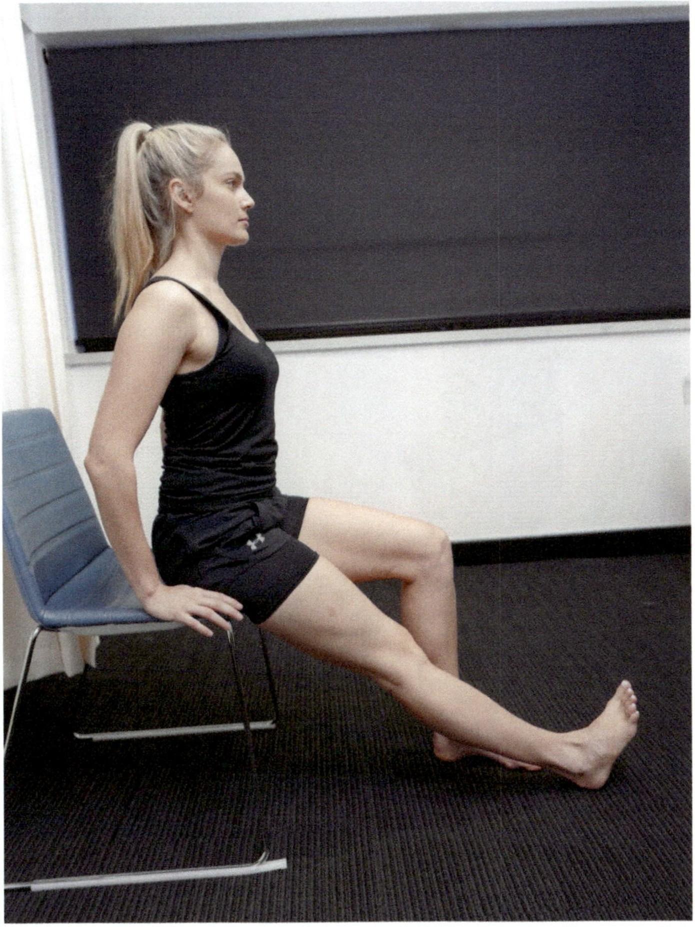

Abb. 10.8 Ausgangsposition

Lendenwirbelsäule in maximale Lordose und testen Sie Ihren SLR (Abb. 10.9). Lassen Sie nun Ihre Wirbelsäule in Flexion gehen und bemerken Sie die deutliche Zunahme Ihres SLR (Abb. 10.10).

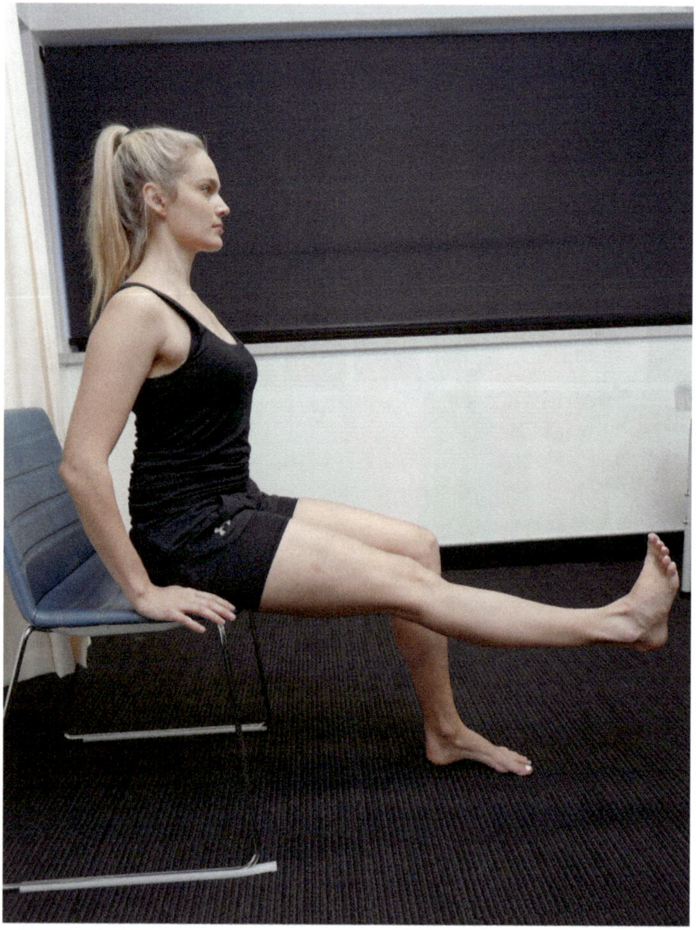

Abb. 10.9 Hamstring-Verkürzung: Lendenwirbelsäule in Lordose (Extension)

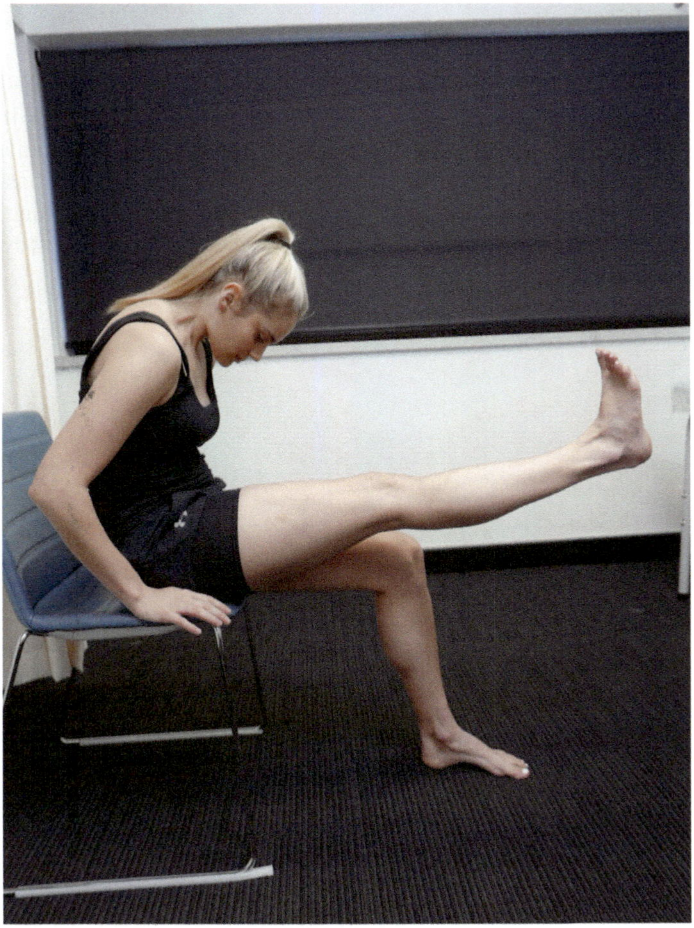

Abb. 10.10 Lendenwirbelsäule in Flexion

10.1.6 Weiterer Kommentar

Ich beobachte die SLR-Diskrepanz so regelmäßig, dass ich mir nicht vorstellen kann, dass andere nicht dasselbe festgestellt haben. Möglicherweise geben wir einfach Informationen „von Autoritäten" weiter. Sicherlich ein Denkanstoß!

10.1.7 Fazit

Der Straight Leg Raise ist bei Patienten mit Nervenwurzelbeteiligung (Radikulopathie) oder verkürzten Hamstrings in Sitzposition oder bei gebeugter kontralateraler Hüfte und Knie in Rückenlage deutlich erhöht. Der Waddell-Distraktionstest wird zum erheblichen Nachteil verletzter Arbeitnehmer falsch interpretiert. Eine Erklärung für dieses Phänomen wird vorgeschlagen.

Verkürzung 11

11.1 Beinverkürzung/Beinlängendifferenz (BLD)

Die übliche Methode zur Beurteilung einer Beinlängendifferenz besteht darin, die Distanz von der Spina iliaca anterior superior (SIAS) bis zur Spitze des Malleolus medialis zu messen, wobei der Patient in Rückenlage liegt, wie in Abb. 11.1 gezeigt.

Eine weitere Methode ist die Verwendung von Blöcken, während der Patient steht, was wahrscheinlich genauer ist als die Methode in Rückenlage. Wie in Abb. 11.2 gezeigt, verwende ich ein Set von Blöcken mit einer Höhe von 0,5, 1, 1,5 und 2 cm. Dies ermöglicht Abstufungen von 0,5 cm bis zu 5 cm. Es gibt auch einen 5-cm-Block.

Abb. 11.3 verdeutlicht, wie genau diese Methode ist. Abb. 11.3a zeigt eine Person mit gleich langen Beinen; man sieht, dass die auf den Beckenkämmen platzierten Finger auf gleicher Höhe sind. In Abb. 11.3b wurde die rechte Seite auf einen 1-cm-Klotz gestellt, und der Unterschied in der Höhe der Finger ist deutlich zu erkennen.

R. Pillemer, *Körperliche Befunde bei orthopädischen und neurologischen Erkrankungen*,
https://doi.org/10.1007/978-3-032-23049-2_11

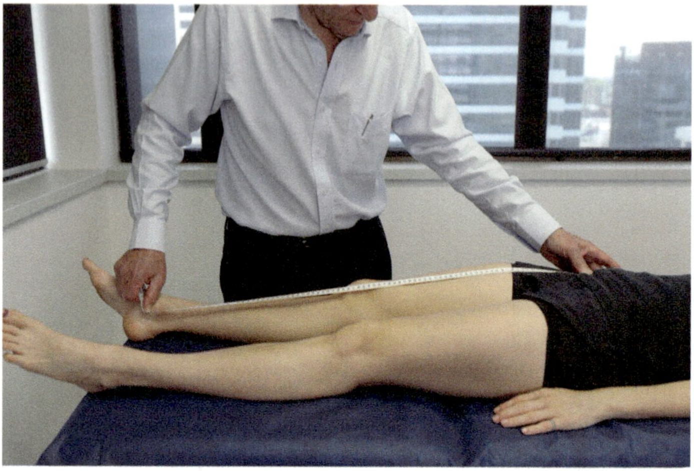

Abb. 11.1 Messung der Beinlänge

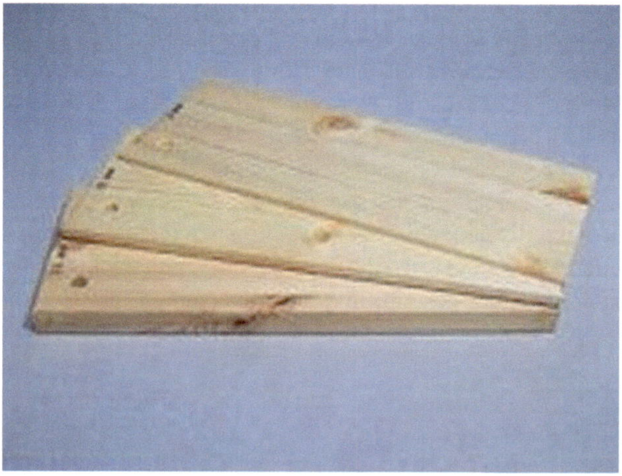

Abb. 11.2 Klötze unterschiedlicher Höhe zur Messung der Beinlängendifferenz

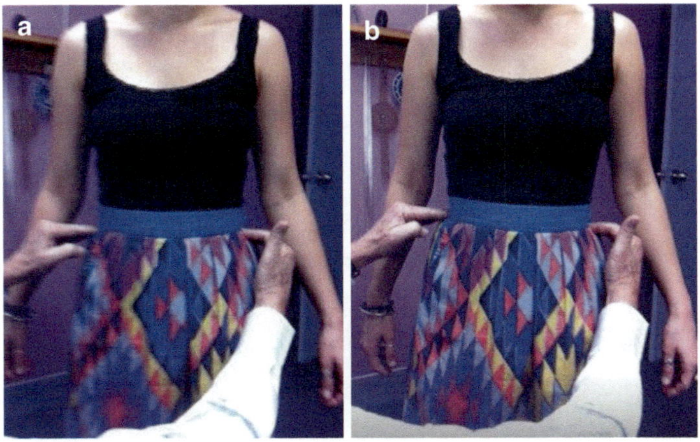

Abb. 11.3 Messung der Beinlängendifferenz. **a** Finger auf den Beckenkämmen und Augen auf gleicher Höhe; **b** mit einem 1-cm-Block unter der rechten Seite

Es ist sinnvoll, die Messungen mit beiden Methoden zu überprüfen. Um eine exakte Angabe des Ausmaßes der Verkürzung zu erhalten, ist ein Scanogramm erforderlich.

Eine gute Methode, um festzustellen, ob die Verkürzung oberhalb oder unterhalb des Knies liegt, ist das Beugen der Knie auf 90° mit zusammenstehenden Füßen auf der Untersuchungsliege:

- Die Ansicht vom Fußende der Liege zeigt eine Tibiaverkürzung (Abb. 11.4a). Eine Ungleichheit in der Höhe der Knie bei Säuglingen wird meist durch eine Hüftluxation oder eine angeborene Femurverkürzung verursacht (positives Galeazzi-Zeichen).
- Die Seitenansicht zeigt eine Femurverkürzung (Abb. 11.4b).

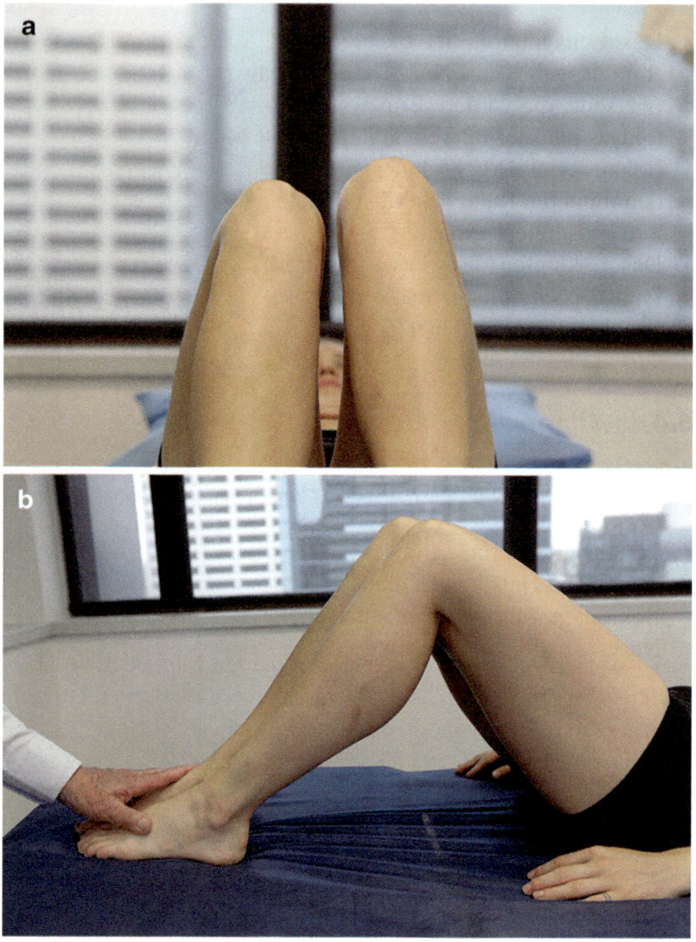

Abb. 11.4 **a** Tibiaverkürzung. **b** Femurverkürzung

11.2 Echte versus scheinbare Verkürzung

Echte Beinverkürzung bedeutet, dass ein Bein tatsächlich kürzer ist als das andere. In Abb. 11.5a erscheint das linke Bein kürzer als das rechte. Eine echte Verkürzung wird bestätigt, wenn das Becken gerade ist und die Beine parallel verlaufen.

Ein scheinbare Beinverkürzung kann verwirrend sein. Abb. 11.5b zeigt eine Adduktionskontraktur der linken Hüfte, sodass bei geradem Becken das linke Bein über das rechte kreuzt. In dieser Position kann die Person nicht gehen. Die einzige Möglichkeit, die Beine parallel zu bekommen, besteht darin, das Becken auf der linken Seite anzuheben. Nun kann die Person gehen und die Beine sind parallel. Das Becken ist jedoch nicht gerade (Abb. 11.5c). Das linke Bein erscheint also verkürzt, obwohl es das nicht ist; dies wird als scheinbare Beinverkürzung

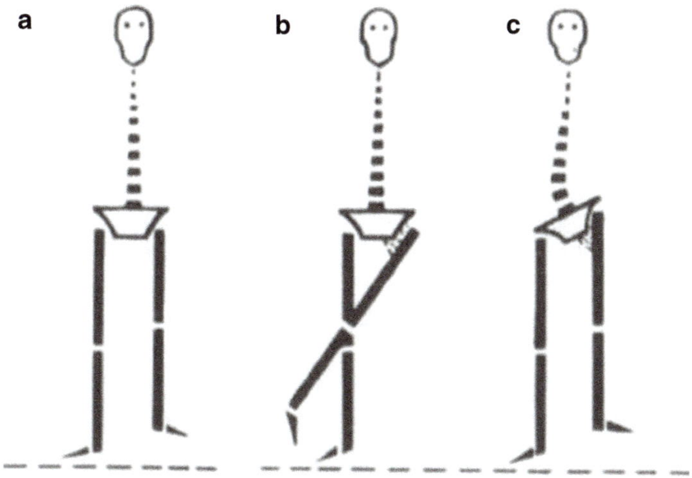

Abb. 11.5 Echte Verkürzung (**a**) versus scheinbare Verkürzung (**b**, **c**)

bezeichnet. Zu beachten ist, dass sich zudem eine kompensatorische Skoliose entwickelt.

Die Messung der scheinbaren Beinverkürzung erfolgt durch Messen von einem zentralen Orientierungspunkt wie dem Nabel oder dem Xiphisternum bis zum Malleolus medialis.

Die häufigste Ursache für eine scheinbare Beinverkürzung ist eine Adduktionskontraktur der Hüfte auf der betroffenen Seite, wie oben beschrieben und in Abb. 11.6a dargestellt. Auch hier

a b

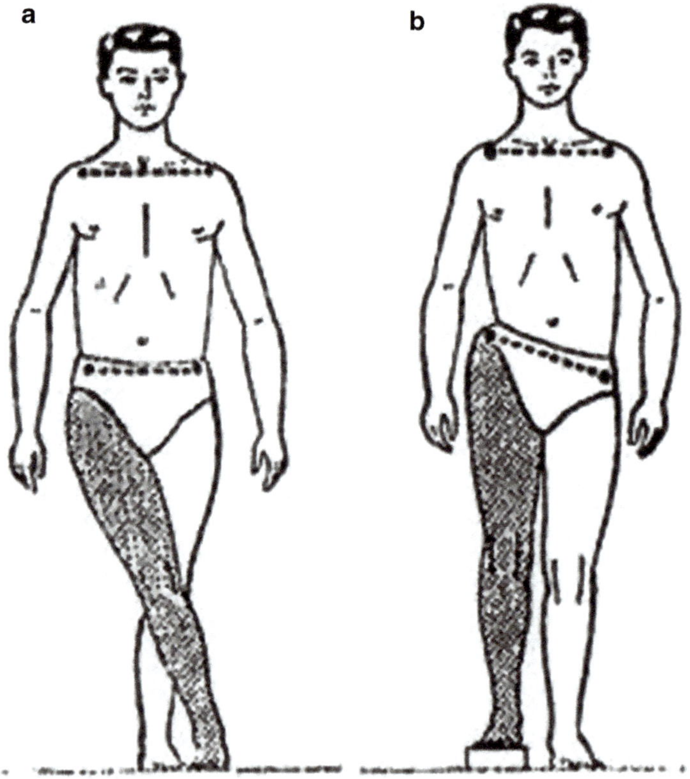

Abb. 11.6 **a** Fixierte Adduktionskontraktur der rechten Hüfte; **b** resultierende scheinbare Beinverkürzung

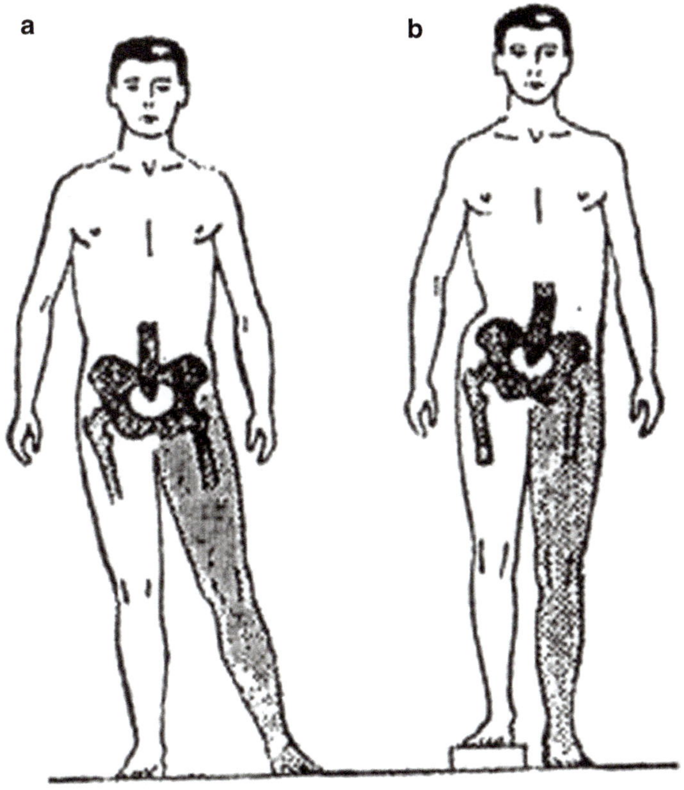

Abb. 11.7 **a** Fixierte Adduktionskontraktur der linken Hüfte; **b** resultierende scheinbare Verlängerung des linken Beins

zeigt sich, dass das Becken auf der rechten Seite angehoben werden muss, um die Beine parallel zu stellen und gehen zu können, was zu einer scheinbaren Verkürzung führt (Abb. 11.6b).

In Abb. 11.7a hat die Person eine fixierte Abduktionskontraktur der linken Hüfte, und die einzige Möglichkeit, die Beine parallel zu stellen, besteht darin, das Becken auf der rechten Seite anzuheben, was zu einer scheinbaren Verlängerung des linken Beins führt (Abb. 11.7b).

Skelettmuskulatur 12

12.1 Einige interessante Beobachtungen – Vignetten

Die Themen werden unter den folgenden Überschriften behandelt:

1. Überblick
2. Muskelkontraktion
3. Testung der Muskelkraft
4. Musculus pectoralis major: Isolierte Funktion des Schlüsselbeinkopfes
5. Tenodese und Tenodese-Effekt
6. Musculus latissimus dorsi und Musculus teres major: Wiederholung der Funktion
7. Musculus triceps brachii mit einigen interessanten beobachtungen

12.1.1 Überblick

Es gibt drei Formen der Muskulatur:

R. Pillemer, *Körperliche Befunde bei orthopädischen und neurologischen Erkrankungen*,
https://doi.org/10.1007/978-3-032-23049-2_12

12.1.1.1 Skelettmuskulatur

- Ungefähr 35 % des Körpergewichts.
- Unter bewusster/willkürlicher Kontrolle.
- Verantwortlich für die Bewegung des Skeletts.
- Muskelfasern sind quergestreift und enthalten viele Zellkerne.

12.1.1.2 Glatte Muskulatur

- Kommt in den Wänden der inneren Organe vor.
- Unter Kontrolle des autonomen Nervensystems – unwillkürlich.
- Nicht quergestreift und besitzt einen zentralen Zellkern.

12.1.1.3 Herzmuskulatur

- Kommt in den Wänden des Herzens vor.
- Unwillkürlich.
- Quergestreift (wie Skelettmuskel) mit einem zentralen Zellkern (wie glatte Muskulatur).

12.1.1.4 Aufbau des Skelettmuskels

- Siehe Abb. 12.1.
- Jede Muskelfaser/-zelle ist vom Endomysium umgeben.
- Jedes Faserbündel ist wiederum vom Perimysium umgeben.
- Der gesamte Muskel ist dann vom Epimysium umgeben.
- Muskeln sind an beiden Enden über Sehnen mit den Knochen verbunden.
- Muskeln kontrahieren, wenn sie einen Nervenimpuls erhalten.

12.1.2 Muskelkontraktion

Die Art der Muskelkontraktion wird durch die Längenänderung des Muskels während der Kontraktion bestimmt.

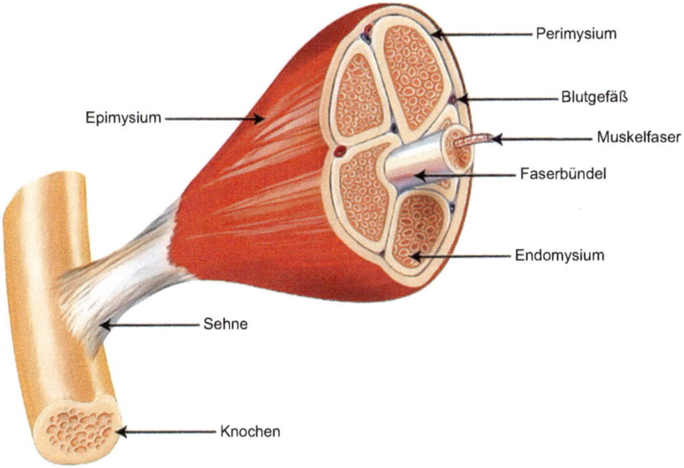

Abb. 12.1 Aufbau des Skelettmuskels

Betrachten Sie das Beispiel eines Arms, der ein schweres Gewicht hebt, wie bei einem Bizepscurl. Es gibt drei Möglichkeiten (Abb. 12.2):

1. Konzentrische Kontraktion: Der Muskel verkürzt sich, während der Ellenbogen gebeugt wird.
2. Exzentrische Kontraktion: Der Muskel verlängert sich, während der Ellenbogen gestreckt wird.
3. Isometrische Kontraktion: Es erfolgt keine Längenänderung des Muskels und der Ellenbogen bewegt sich nicht.

(Beachten Sie, dass sowohl konzentrische als auch exzentrische Kontraktionen isotonisch sein können, das heißt, dass eine konstante Spannung im Muskel herrscht, während sich die Länge des Muskels verändert.)

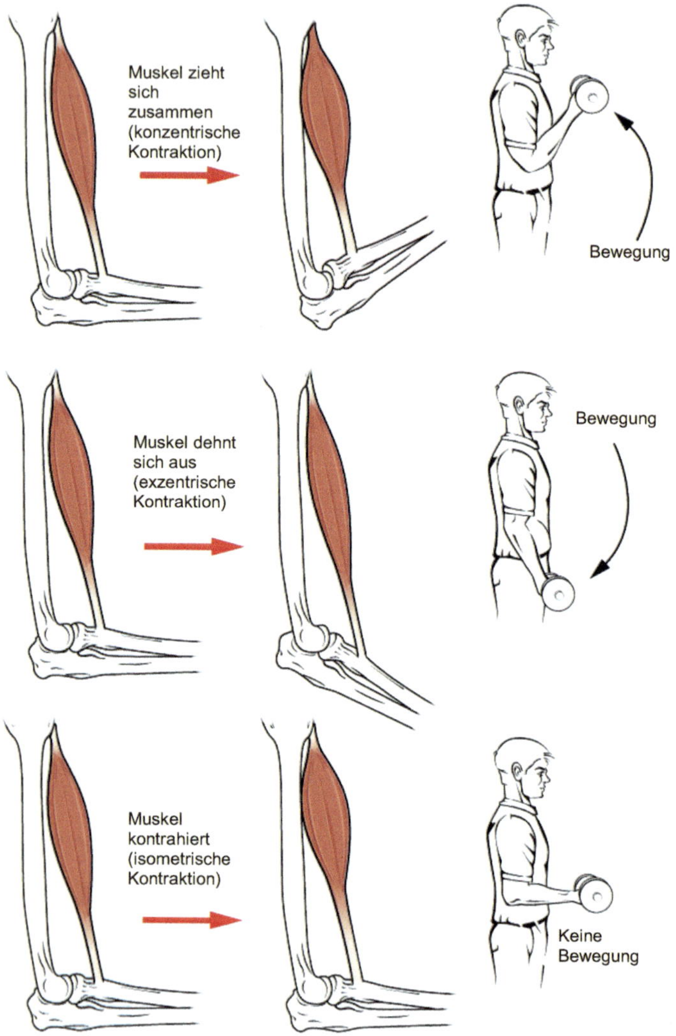

Abb. 12.2 Konzentrische, exzentrische und isometrische Kontraktion

Das Beispiel der exzentrischen Kontraktion[1] beim Bizepscurl ist offensichtlich. Betrachten Sie auch die exzentrische Kontraktion des M. quadriceps beim Treppabgehen. Ohne die exzentrische Quadrizepskontraktion würde das Knie einfach einknicken. Weitere Beispiele sind das Bergablaufen und beim Training die Abwärtsbewegung bei Klimmzügen oder Liegestützen.

12.1.3 Testung der Muskelkraft

In den meisten englischsprachigen Ländern werden verschiedene Ausgaben der „Guides to the Evaluation of Permanent Impairment" der American Medical Association (AMA Guides) zur Beurteilung von Beeinträchtigungen in der gesetzlichen Unfallversicherung und bei Verkehrsunfällen verwendet. Dazu gehört auch die Bewertung von „Motorischen Defiziten und Kraftverlusten infolge peripherer Nervenläsionen auf Basis der individuellen Muskelbewertung". In der vierten und fünften Ausgabe sind es jeweils sechs Grade, während die sechste Ausgabe fünf Grade aufweist, die den anderen beiden ähnlich sind. Die fünfte Ausgabe bildet die Grundlage für die Diskussion in diesem Abschnitt (AMA Fifth Edition: Tabelle 16-11, Seite 484).

Wie in Abb. 12.3 dargestellt, bedeutet Grad 5 normal mit 0 % motorischem Defizit, während Grad 0 mit „Kein Nachweis von Kontraktion" ein 100%iges motorisches Defizit bedeutet. Es verbleiben vier weitere Grade, die wir einzeln betrachten.

12.1.3.1 Grad 1

„Nachweis einer leichten Kontraktion; keine Gelenkbewegung". Dies entspricht einer Funktionsstörung von 76–99 %.

Anmerkung

Wie viel nützliche Funktion ist mit leichten Muskelkontraktionen ohne Gelenkbewegung möglich? Der gesunde

[1] Exzentrische Kontraktion klingt wie ein Widerspruch in sich, da der Muskel sich zwar „kontrahiert", aber dennoch verlängert.

Table 16-11 Determining Impairment of the Upper Extremity Due to Motor and Loss-of-Power Deficits Resulting From Peripheral Nerve Disorders Based on Individual Muscle Rating

a. Classification

Grade	Description of Muscle Function	% Motor Deficit
5	Complete active range of motion against gravity with full resistance	0
4	Complete active range of motion against gravity with some resistance	1- 25
3	Complete active range of motion against gravity only, without resistance	26- 50
2	Complete active range of motion with gravity eliminated	51- 75
1	Evidence of slight contractility; no joint movement	76- 99
0	No evidence of contractility	100

b. Procedure

1	Identify the motion involved, such as flexion, extension, etc.
2	Identify the muscle(s) performing the motion and the motor nerve(s) involved.
3	Grade the severity of motor deficit of individual muscles according to the classification given above.
4	Find the maximum impairment of the upper extremity due to motor deficit for each nerve structure involved: spinal nerves (Table 16-13), brachial plexus (Table 16-14), and major peripheral nerves (Table 16-15).
5	Multiply the severity of the motor deficit by the maximum impairment value to obtain the upper extremity impairment for each structure involved.

Adapted from Lovett RW. From Omer GE Jr. Bell-Krotoski J. Evaluation of clinical results following peripheral nerve suture. In: Omer GE Jr, Spinner M, Van Beek AL, eds. *Management of Peripheral Nerve Problems*. 2nd ed. Philadelphia, Pa: WB Saunders Co; 1998:341; Seddon HJ. *Surgical Disorders of the Peripheral Nerves*. 2nd ed. Edinburgh, Scotland: Churchill Livingstone; 1975; Swanson AB, de Groot Swanson G. Evaluation of permanent impairment in the hand and upper extremity. In: Doege TC, ed. *Guides to the Evaluation of Permanent Impairment*. Fourth ed. Chicago, Ill: American Medical Association; 1993.

Abb. 12.3 Tabelle 16-11 aus AMA Fifth Edition, Kapitel 16

Menschenverstand legt nahe, dass keine sinnvolle Funktion vorhanden ist und das motorische Defizit 100 % betragen sollte.

12.1.3.2 Grad 2

„Vollständiger aktiver Bewegungsumfang bei ausgeschalteter Schwerkraft". Dies entspricht einem motorischen Defizit von 51–75 %.

Anmerkung

Am Beispiel des Handgelenks: Man kann das Handgelenk mit dem Unterarm in Mittelstellung bei ausgeschalteter Schwerkraft beugen und strecken, aber mit dem Unterarm in Pronation ist eine Streckung des Handgelenks nicht mehr möglich. Wenn der Bewegungsumfang nur ohne Schwerkraft möglich wäre, wäre der Nutzen wenn überhaupt minimal. Das motorische Defizit sollte daher ebenfalls 100 % oder nahezu 100 % betragen.

12.1.3.3 Grad 3

„Vollständiger aktiver Bewegungsumfang nur gegen die Schwerkraft, ohne Widerstand". 26–50 % motorisches Defizit.

Anmerkung

Ein Handgelenk, das aus einer Pronationsstellung des Unterarms aktiv gestreckt werden kann, mag eine gewisse Funktionsfähigkeit haben, könnte aber nichts Schweres wie einen Tacker mit 350 g Gewicht halten. Auch hier legt der gesunde Menschenverstand nahe, dass die funktionelle Nutzbarkeit eines solchen Handgelenks minimal wäre.

12.1.3.4 Grad 4

„Vollständiger aktiver Bewegungsumfang gegen die Schwerkraft mit etwas Widerstand". 1–25 % motorisches Defizit.

Diskussion

Wenn Sie den obigen Ausführungen zu den Graden 1–4 zustimmen, wäre es angebracht, zu hinterfragen, wie es zu dieser unglücklichen Situation gekommen ist.

Die drei für die Tabelle 16-11 angegebenen Referenzen geben die Antwort. Die erste stammt von Seddon HJ 1975, die zweite von Swanson AB et al. 1993 und die dritte von Omer GE Jr 1998 „Evaluation of clinical results following nerve suture" (siehe Abb. 12.3).

So scheint es, dass hier die Wiederkehr der motorischen Funktion nach einer Nervenrekonstruktion gemessen wird und nicht nach einer Nervenverletzung!

Betrachten Sie zum Beispiel einen Patienten mit einer schweren Radialisläsion im mittleren Humerusbereich, die primär genäht wird. Nach 3 Monaten zeigt sich eine leichte Kontraktilität der die Handgelenksstreckung bewirkenden Muskeln, aber keine Gelenkbewegung (Grad 1). Während Chirurg und Patient mit dem Ergebnis zufrieden sein mögen, ist offensichtlich keine sinnvolle Funktion vorhanden. Die Leitlinien erlauben nur ein motorisches Defizit von 76–99 %.

Nach weiteren 2 Monaten zeigt der Patient vielleicht eine aktive Bewegung des Handgelenks bei ausgeschalteter Schwerkraft (Grad 2), was weiterhin kaum oder gar keine sinnvolle Funktion bedeutet. Laut den Leitlinien entspräche dies nur einem motorischen Defizit von 51–75 %.

Die Grade 3 und 4 zeigen einen Fortschritt hinsichtlich der Nervenregeneration, wobei bei einem frühen Grad 3 minimale, im späten Grad 4 nahezu normale Funktion vorliegt.

12.1.3.5 Fazit

Eine wesentlich nützlichere und genauere Einschätzung des motorischen Defizits, die zudem für den Patienten vorteilhafter ist, wird in Abb. 12.4 vorgeschlagen. Die vorgeschlagenen Werte für die Beeinträchtigung entsprechen den Graden 3 und 4 der AMA5 (die von minimaler bis nahezu normaler Funktionsrückbildung reichen). Die Beeinträchtigung liegt hier zwischen 1 % und 99 %.

Zu berücksichtigende Kriterien sind hier das Ausmaß der Muskelschwäche und der daraus resultierende Bewegungsverlust des betroffenen Gelenks/der betroffenen Gelenke. Auch das Ausmaß der Muskelatrophie ist ein relevantes objektives klinisches Kriterium.

	Leicht	Mäßig	Schwer
Motorische Schwäche	1–33	34–66	67–100
Bewegungsumfang des/der betroffenen Gelenke(s)	1–33	34–66	67–100
Muskelschwund	1–33	34–66	67–100

Abb. 12.4 Leitfaden zur Einschätzung des prozentualen motorischen Defizits

Auch wenn dieses Verfahren potenziell zu einer großen Bandbreite an Meinungen führen könnte, wäre bei Ärzten mit klinischer Erfahrung, einigen Leitlinien und einer offenen Herangehensweise ein konsistentes Ergebnis zu erwarten.

Unter Berücksichtigung der wichtigsten klinischen Befunde könnte somit eine Entscheidung zur Auswahl des angemessenen Beeinträchtigungsgrades getroffen werden.

12.1.4 Musculus pectoralis major: Isolierte Funktion des klavikulären Kopfes

Der größte Muskel der vorderen Brustwand mit zwei Köpfen, einem sternokostalen und einem klavikulären, die am oberen Humerus zusammenlaufen und die vordere Wand der Achselhöhle bilden (Abb. 12.5).

12.1.4.1 Ursprung

Der sternokostale Kopf entspringt:

- der Vorderseite des Manubriums und Corpus sterni
- der Vorderseite der oberen sechs Rippenknorpel
- dem oberen Teil der Aponeurose des M. obliquus externus abdominis

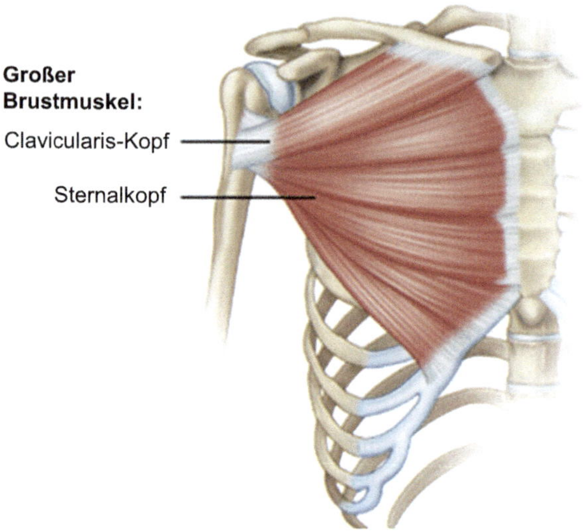

Abb. 12.5 M. pectoralis major

Der klavikuläre Kopf entspringt:

- der Vorderfläche der medialen Hälfte der Clavicula

12.1.4.2 Ansatz

- Die Sehne setzt an der lateralen Lippe der Bizepsrinne an.
- Beachten Sie, dass sich die Sehne in der Achselhöhle so um sich selbst faltet, dass die unteren Fasern höher am Humerus ansetzen als die oberen Fasern des klavikulären Kopfes (Abb. 12.6).

12.1.4.3 Innervation

Siehe Abb. 12.7.

Der sternokostale Kopf: aus dem medialen Strang des Plexus brachialis über den N. pectoralis medialis (C6,7,8 und T1).

Der klavikuläre Kopf: aus dem lateralen Strang des Plexus brachialis über den N. pectoralis lateralis (C5,6).

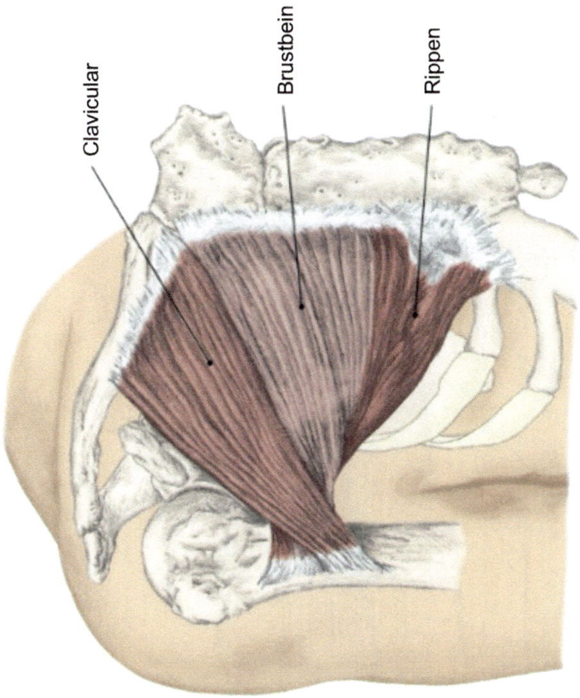

Abb. 12.6 Vorderansicht mit Identifikation der drei Segmente des M. pectoralis major

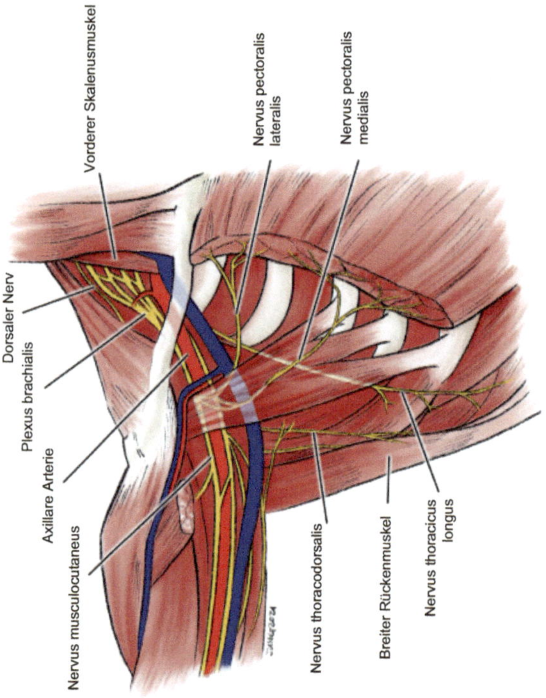

Abb. 12.7 Der laterale und mediale N. pectoralis

12.1.4.4 Isolierte Funktion des klavikulären Kopfes

Der M. pectoralis major adduziert und rotiert den Arm im Schultergelenk nach innen. Über 90° Abduktion der Schulter adduziert der klavikuläre Kopf den Arm transversal.

Die beiden Köpfe sind deutlich sichtbar, wenn der Arm gegen Widerstand unterhalb von 90° adduziert wird (Abb. 12.8).

Um die isolierte Funktion des klavikulären Kopfes zu demonstrieren, werden die Funktionen des sternokostalen Kopfes ausgeschaltet, indem der Arm über 90° abduziert und außenrotiert wird – also Bewegungen, die den Funktionen des sternokostalen Kopfes entgegengesetzt sind.

Wird die Schulter in dieser Position (Abduktion und Außenrotation) gehalten, wird die Handfläche fest gegen die Seite des Kopfes oberhalb des Ohrs gedrückt. Der klavikuläre Kopf

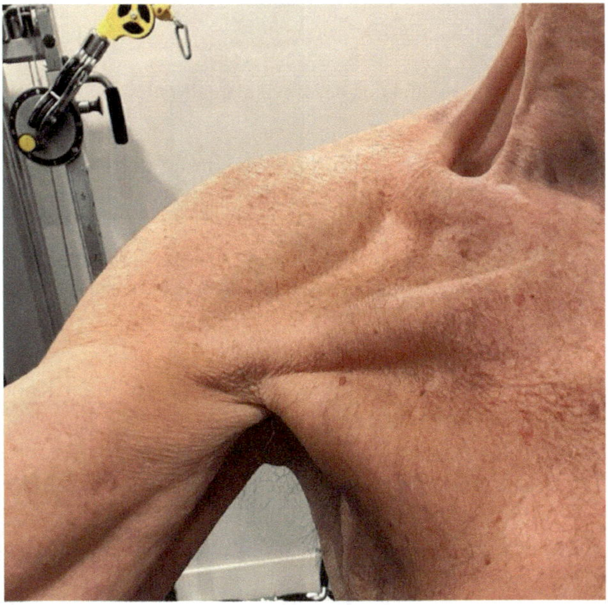

Abb. 12.8 Die beiden Köpfe des M. pectoralis major sind bei Adduktion des Arms gegen Widerstand unterhalb von 90° deutlich sichtbar

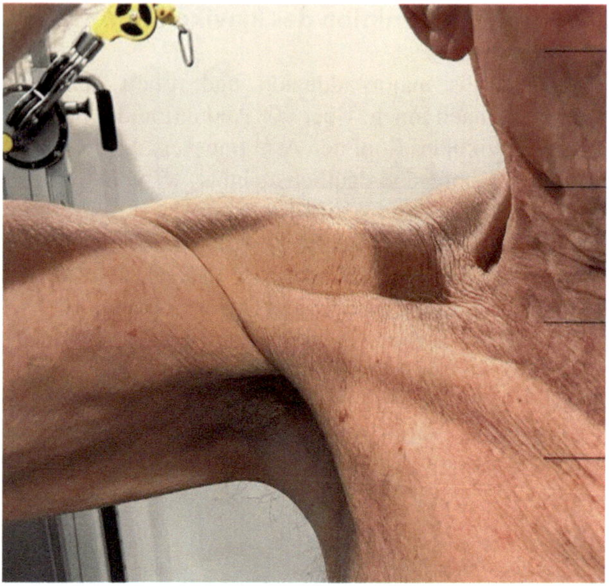

Abb. 12.9 Isolierte Kontraktion des klavikulären Kopfes

kontrahiert dann isoliert (Abb. 12.9), während der sternoklavikuläre Kopf schlaff bleibt (Abb. 12.10).

12.1.5 Tenodese und Tenodese-Effekt

12.1.5.1 Tenodese

Die Operation, bei der das Ende einer Sehne an einen Knochen genäht wird (Merriam-Webster 2024).

Die gebräuchlichste Verwendung des Begriffs bezieht sich auf die Bizepstenodese, bei der der geschädigte Abschnitt der Bizepssehne reseziert und die verbleibende Sehne dann mittels Schraubenfixation oder Endobutton-Technik am oberen Humerus refixiert wird (Abb. 12.11).

Interessant ist, dass eine Rotatorenmanschettenrekonstruktion im eigentlichen Sinne eine Tenodese ist, wenn die Manschette

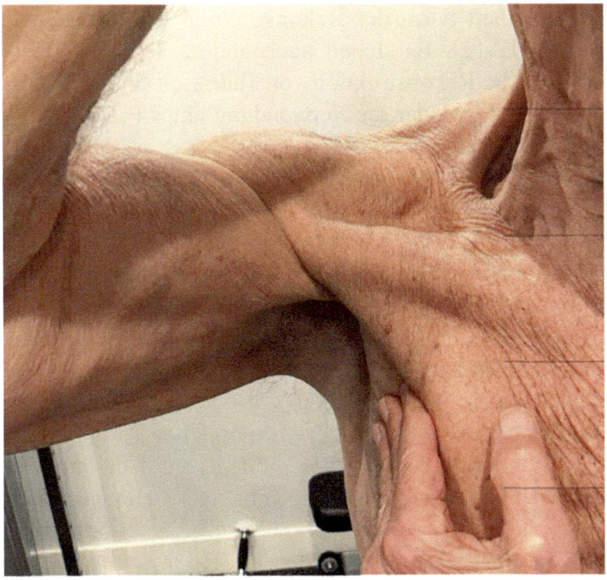

Abb. 12.10 Der sternoklavikuläre Kopf bleibt schlaff

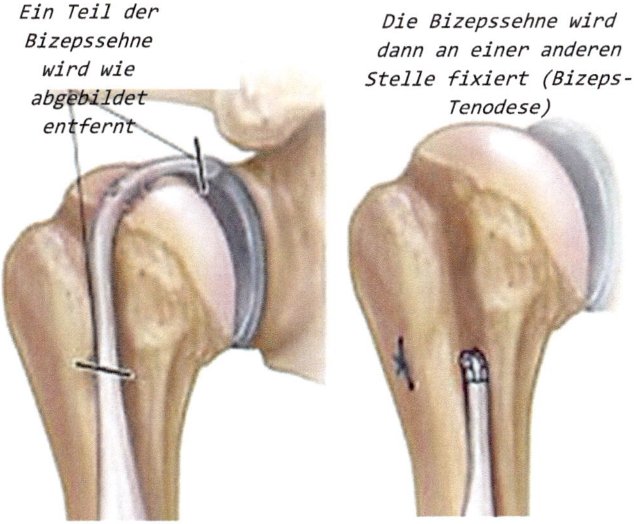

Abb. 12.11 Bizepstenodese

bei der üblichen Form der Rekonstruktion am Knochen fixiert wird (Abb. 12.12). Es stehen auch andere Techniken zur Verfügung, wie die Rekonstruktion von Teilrissen (intrasubstanzielle Rekonstruktionen) oder die Verwendung eines Patches zum Füllen eines Defekts.

Die Tenodese wird routinemäßig in der Handchirurgie eingesetzt, zum Beispiel:

- Bei Verletzungen des M. flexor digitorum profundus (FDP) mit intaktem M. flexor digitorum superficialis (FDS) wird der distale Abschnitt des FDP an die Sehnenscheide des Beugers über der Mittelphalanx genäht, um eine Hyperextension des distalen Interphalangealgelenks zu verhindern und gleichzeitig eine passive Beugung zu ermöglichen.
- Beim Zancolli-Lasso-Verfahren (ZLP) wird das abgetrennte Ende der FDS-Spendersehne um die FDP-A1-Ringband-

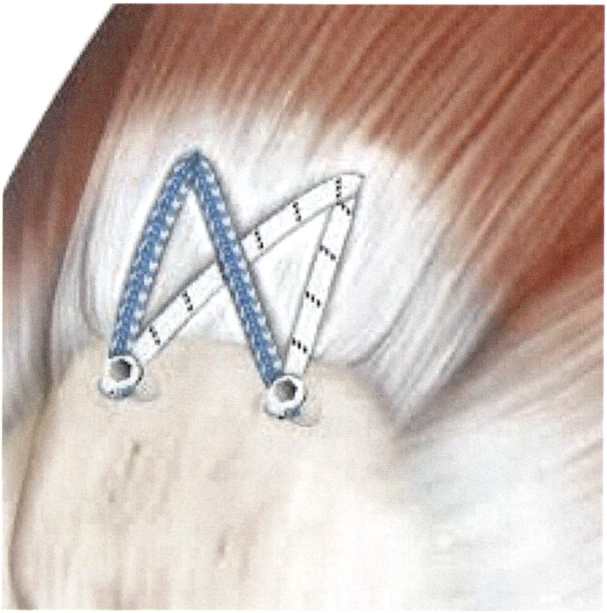

Abb. 12.12 Knotenlose Rotatorenmanschettenrekonstruktion

struktur (Abb. 12.13) der betroffenen Finger geschlungen und an sich selbst vernäht, wodurch eine Hyperextension des MP-Gelenks verhindert wird. Wie in Abb. 12.14 gezeigt, kann die FDS-Sehne auch an das laterale Band oder an den Knochen (Tenodese) genäht werden.

- Bei Radialisparese führt die Tenodese des M. extensor digitorum communis an der dorsalen Seite des Radius zu einer Streckung der MCP-Gelenke bei aktiver oder passiver Handgelenksbeugung.

12.1.5.2 Tenodese-Effekt

Dies ist ein normaler physiologischer Prozess, bei dem die Bewegung eines proximalen Gelenks eine synchrone Bewegung benachbarter Gelenke verursacht.

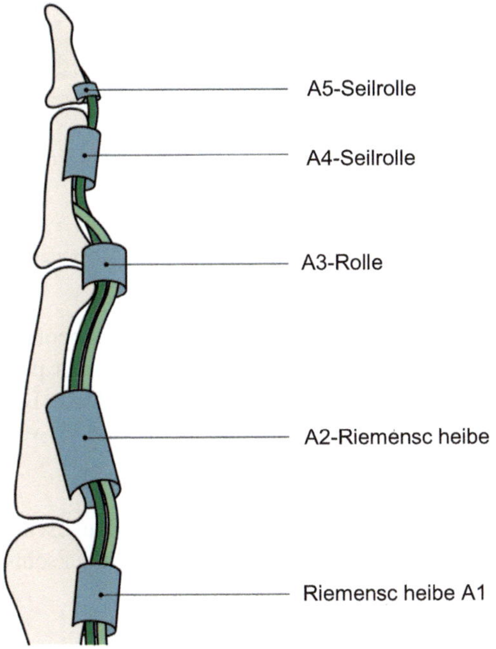

Abb. 12.13 Beugesehnen-Ringbänder des Fingers

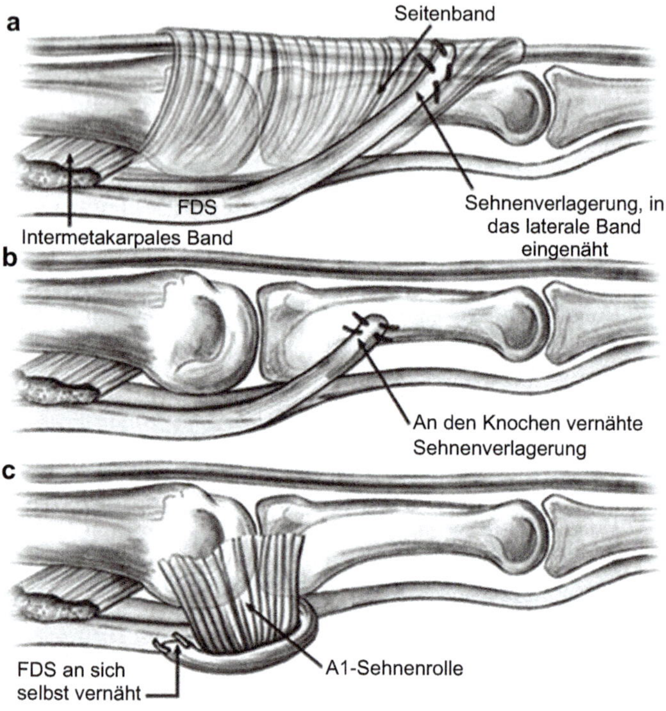

Abb. 12.14 Zancolli-Lasso-Verfahren (ZLP): drei Methoden

Am deutlichsten ist dies am Handgelenk zu beobachten: Eine aktive Dorsalextension des Handgelenks geht mit passiver Beugung der Finger (1) einher, während eine aktive Beugung des Handgelenks mit passiver Streckung der Finger (2) verbunden ist (Abb. 12.15):

1. Durch Straffung/relative Verkürzung der Beugesehnen
2. Durch Straffung/relative Verkürzung der Strecksehnen

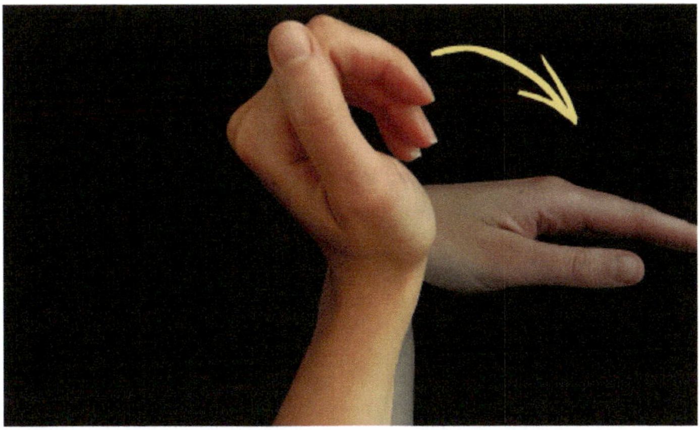

Abb. 12.15 Aktive Extension und Flexion des Handgelenks

Diese Funktion ist besonders nützlich bei Tetraplegie auf Höhe C6, bei der noch eine aktive Handgelenksstreckung, aber keine aktive Fingerbeugung vorhanden ist. Durch gezielte Rehabilitation können Patienten lernen, diesen Tenodese-Effekt optimal zu nutzen und einen passiven Faustschluss durch relative Verkürzung der Fingerbeuger zu entwickeln (Abb. 12.16) sowie einen passiven Seitgriff durch Verkürzung des M. flexor pollicis longus (Abb. 12.17).

Der Tenodese-Effekt ist auch bei der Untersuchung der Hand zur Diagnostik besonders hilfreich. Bei Beugesehnenverletzungen beispielsweise geht der betroffene Finger bei Handgelenksextension nicht in Beugung, sondern bleibt gestreckt (Abb. 12.18).

Beim Bunnell-Test auf intrinsische Enge führt die passive Streckung des MP-Gelenks zu einer eingeschränkten aktiven oder passiven Beugung des PIP-Gelenks, während bei gebeugtem MP-Gelenk eine normale PIP-Beugung möglich ist (Abb. 12.19).

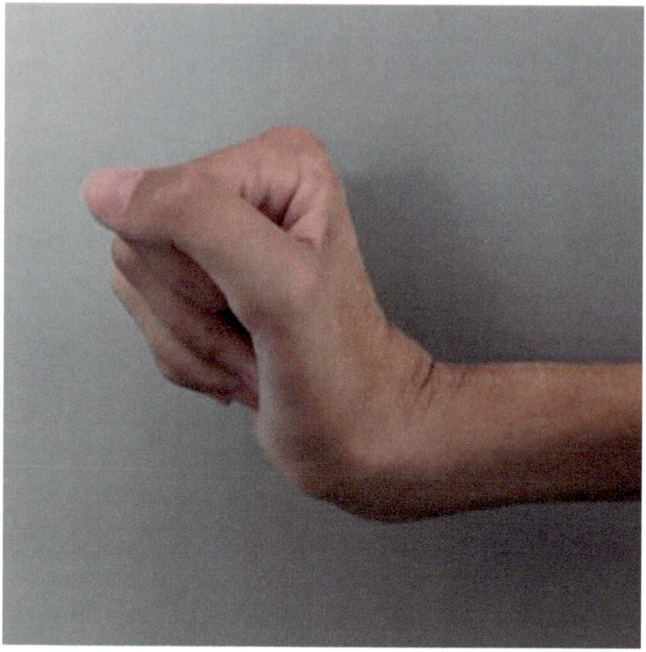

Abb. 12.16 Tenodese-Effekt

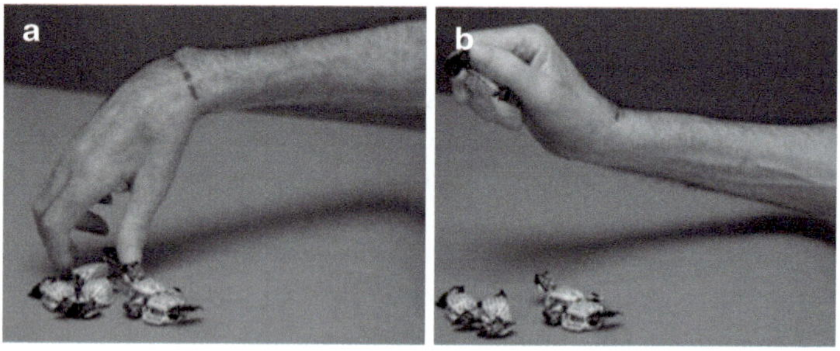

Abb. 12.17 Passiver Seitgriff durch Verkürzung des M. flexor pollicis longus: **a** Handgelenk in Flexion. **b** Handgelenk in Extension mit passivem Seitgriff durch Verkürzung des M. flexor pollicis longus

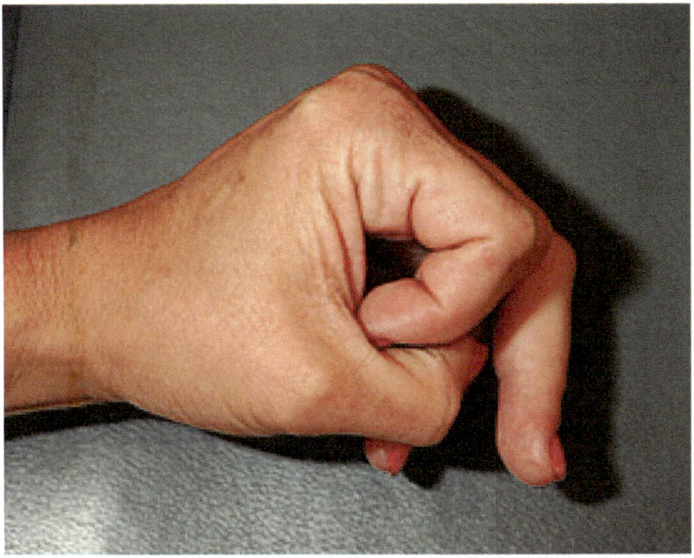

Abb. 12.18 Beugesehnenverletzung

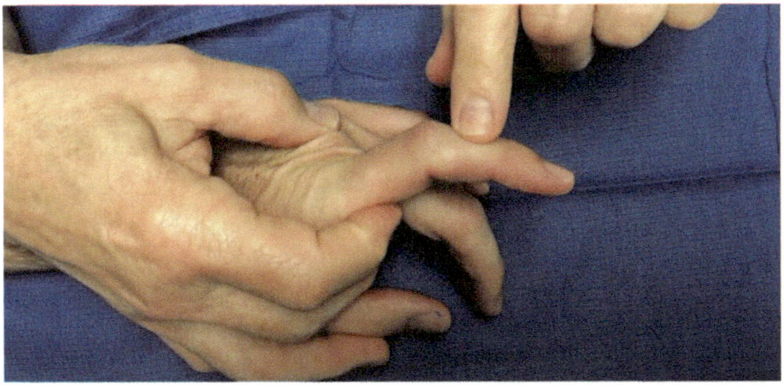

Abb. 12.19 Bunnell-Test auf intrinsische Enge

12.1.6 Musculus latissimus dorsi und Musculus teres major

Wiederholen wir die Funktion:

Beide Muskeln haben eine ähnliche Funktion in Bezug auf das Schultergelenk. Wenn man Ursprung und Ansatz visualisiert, ergeben sich folgende Bewegungen:

- Innenrotation
- Extension
- Adduktion

12.1.6.1 Musculus latissimus dorsi

Ursprung
- Siehe Abb. 12.20
- Dornfortsätze der unteren 6 Brustwirbel
- Lumbale und sakrale Dornfortsätze (T6–S5) über die Thorakolumbalfaszie und das Ligamentum supraspinale
- Hinterer Beckenkamm, untere vier Rippen und der untere Winkel der Scapula

Ansatz
- Als flache Sehne am Boden der Bizepsrinne (Sulcus intertubercularis) des Humerus (Abb. 12.21)

Innervation
- N. thoracodorsalis (C6–C8) aus dem Fasciculus posterior des Plexus brachialis

12.1.6.2 Musculus teres major

Ursprung
- Dorsale Seite des unteren Winkels der Scapula (Abb. 12.22)

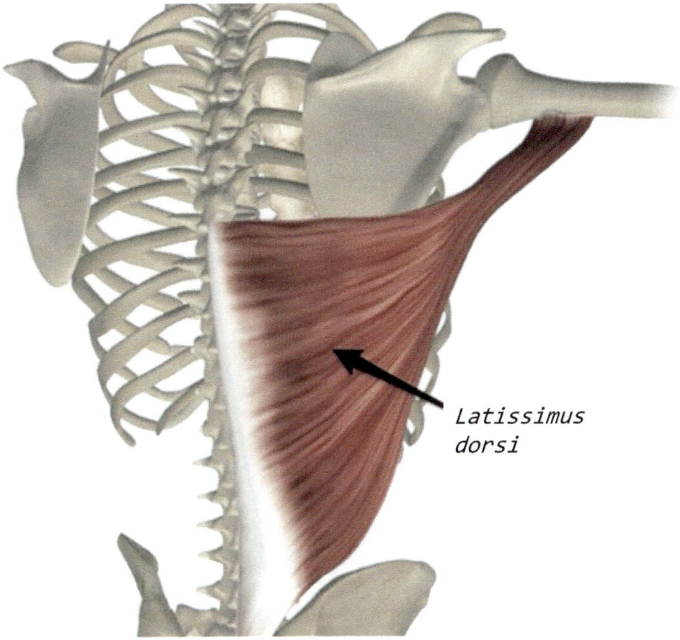

Abb. 12.20 M. latissimus dorsi

Ansatz

- Mediale Lippe der Bizepsrinne (Sulcus intertubercularis) des Humerus (Abb. 12.21 und 12.23)

Innervation

- N. subscapularis inferior (C5, C6)

Um uns die Funktion von M. latissimus dorsi und M. teres major in Erinnerung zu rufen:

Legen Sie den Handrücken auf Ihr Kreuzbein (Abb. 12.24f). Um aus der anatomischen Ausgangsstellung (Abb. 12.24a) dorthin zu gelangen, rotieren Sie den Arm nach innen (Abb. 12.24b), strecken Sie ihn aus dieser Position (Abb. 12.24c, d) und adduzieren Sie dann, um das Kreuzbein zu erreichen (Abb. 12.24e, f). Das heißt: Innenrotation, Extension und Adduktion.

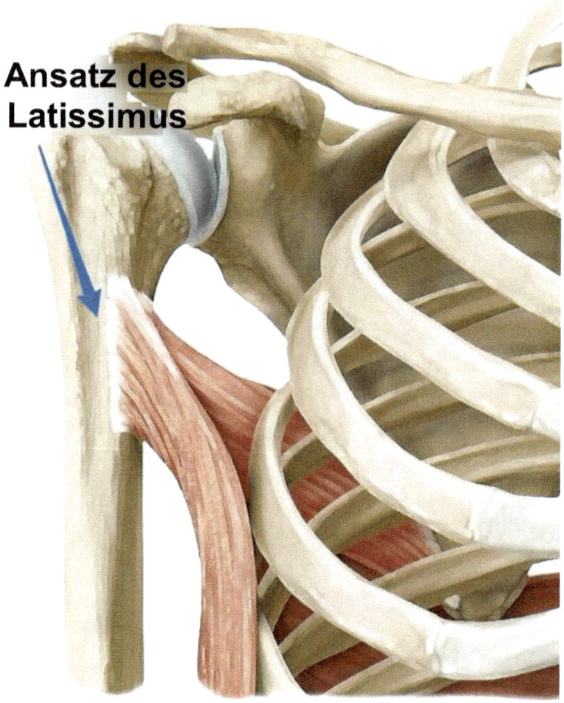

Abb. 12.21 Ansatz des M. latissimus dorsi

Hinweis: Der M. latissimus dorsi ist der „Klettermuskel"; das heißt, wenn der Arm wie beim Klettern oder Klimmzügen über dem Kopf fixiert ist, hebt er den Rumpf an.

12.1.7 Der Musculus triceps brachii mit einigen interessanten Beobachtungen

Der M. triceps brachii ist der einzige Muskel im dorsalen Kompartiment des Oberarms. Er besitzt drei Köpfe (Abb. 12.25): den langen (rot), den lateralen (gelb) und den medialen (grün), wobei der mediale Kopf unter den anderen Köpfen liegt.

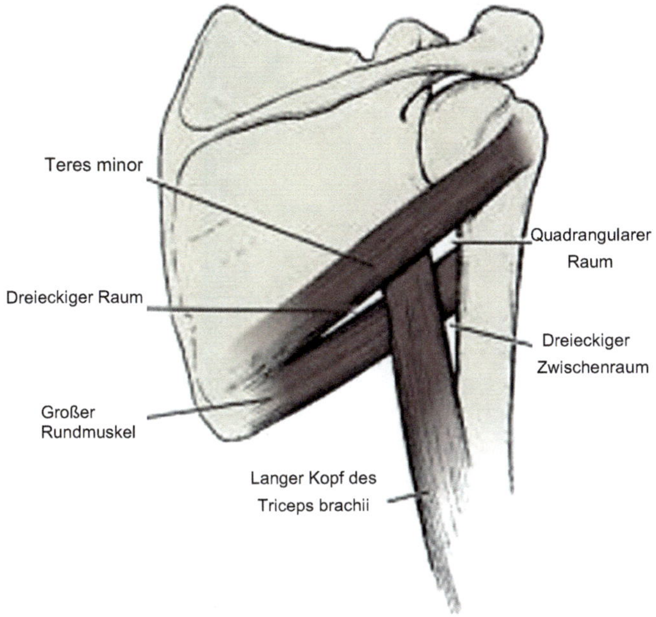

Abb. 12.22 Ursprung des M. teres major

Ursprung

- Langer Kopf: Tuberculum infraglenoidale der Scapula (Abb. 12.26)
- Lateraler Kopf: Dorsale Fläche des Humerus, oberhalb der Sulcus nervi radialis (Abb. 12.28)
- Medialer Kopf: Dorsale Fläche des Humerus (Abb. 12.27), unterhalb der Sulcus nervi radialis (Abb. 12.28)

Ansatz

- Hintere Fläche des Olecranon

Innervation

- N. radialis (C7,8) (Abb. 12.29)

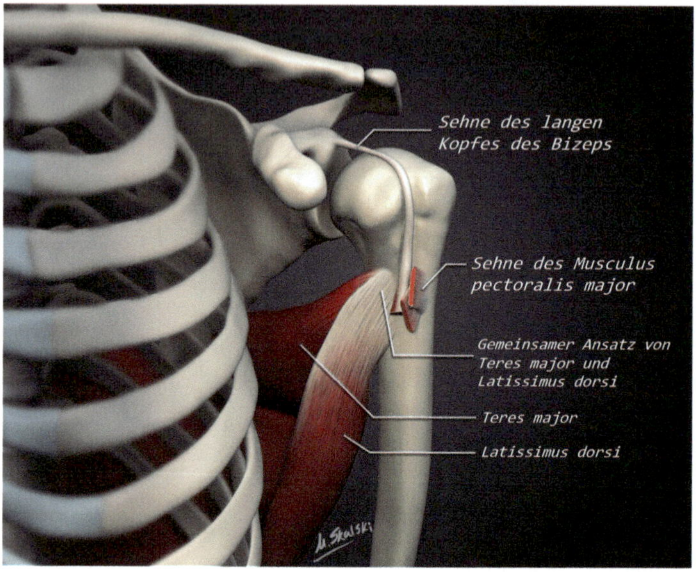

Abb. 12.23 Ansatz des M. teres major

Funktion
Streckung des Unterarms/ Ellenbogengelenks.

12.1.7.1 Einige interessante Beobachtungen

Es lohnt sich zu überlegen, bei welchen Alltagsaktivitäten wir den Trizeps tatsächlich einsetzen, das heißt bei aktiver Streckung des Ellenbogens. Wir nutzen unseren Trizeps beispielsweise, wenn wir uns mit den Armen von einem Stuhl oder Tisch abstützen, um aus dem Sitzen aufzustehen – besonders bei Rücken-, Hüft- oder Knieschmerzen –, ebenso beim Liegestütz, beim Gehen mit Krücken oder beim Antreiben eines Rollstuhls.

Aber wann sonst benutzen wir unseren Trizeps? Ich habe eine Patientin gesehen, die eine Abrissverletzung des Trizeps erlitten hatte, die aus verschiedenen Gründen nicht operativ versorgt wurde. Bei der Untersuchung zeigte sich keine aktive Streckung des Ellenbogens. Sie berichtete, dass es nur zwei Dinge gäbe,

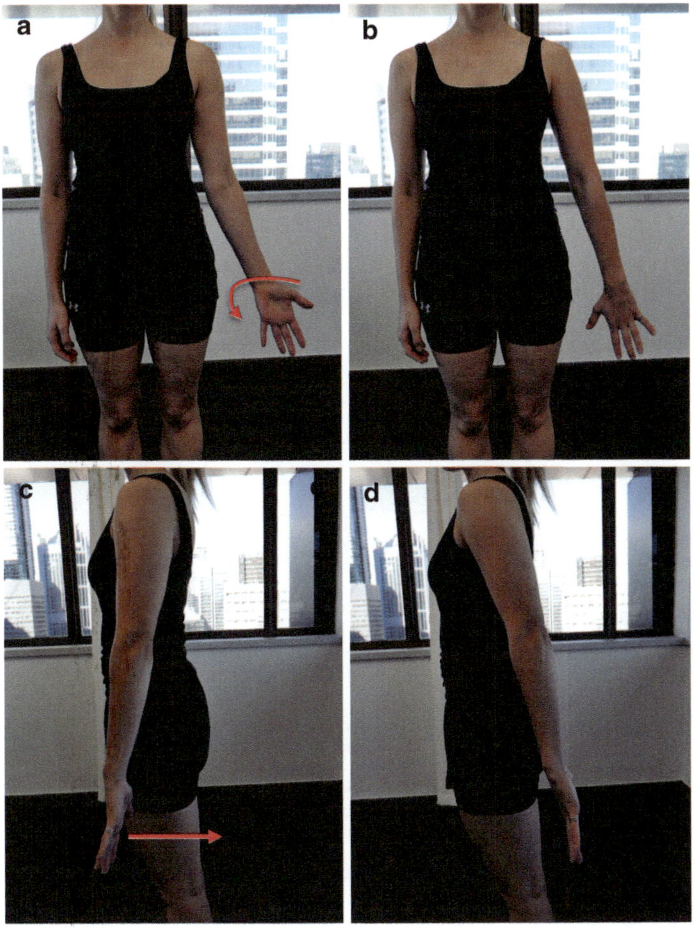

Abb. 12.24 Innenrotation, Extension und Adduktion: **a** anatomische Ausgangsstellung; **b** Innenrotation des Arms; **c** Extension des Arms bis **d**; **e** Adduktion aus der gestreckten Position zum Kreuzbein; **f** Endposition – Handrücken auf dem Kreuzbein

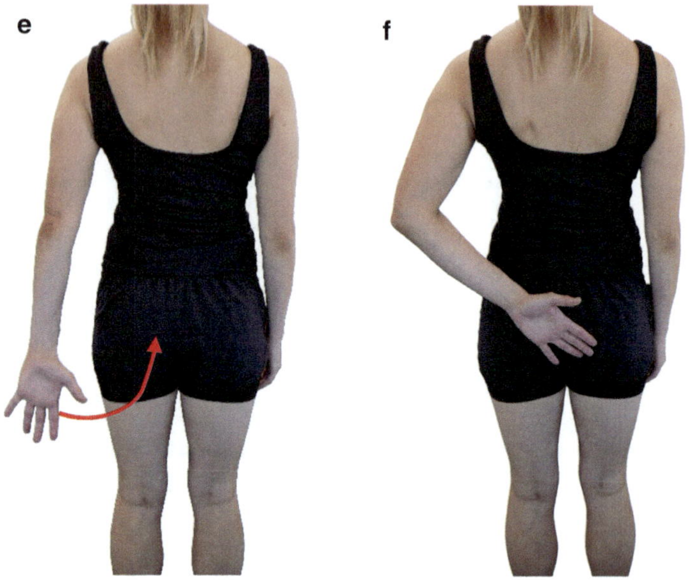

Abb. 12.24 (Fortsetzung)

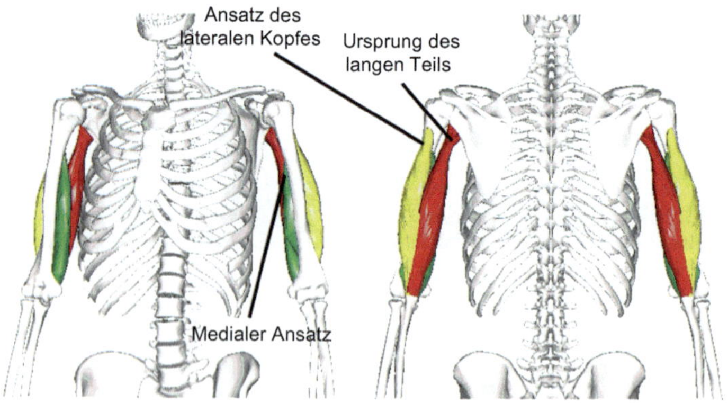

Abb. 12.25 Drei Köpfe des M. triceps brachii

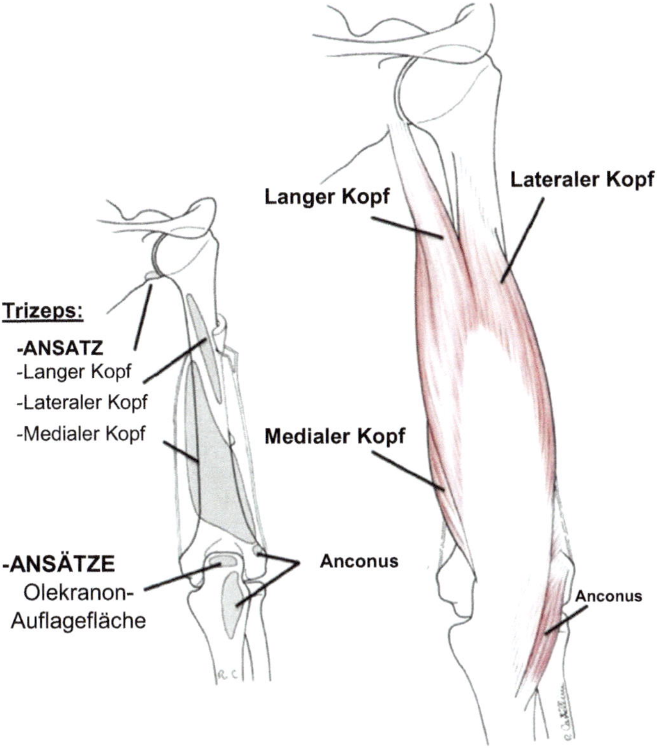

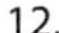

Abb. 12.26 Ursprung des langen Kopfes des M. triceps brachii

die sie nicht mehr tun könne: den Föhn benutzen, da dieser ihr einfach auf den Kopf falle, und (überraschenderweise) Essen schneiden! Denken Sie mal drüber nach: Beide Tätigkeiten erfordern eindeutig die aktive Nutzung des Trizeps.

Wir benutzen den Trizeps nicht, wenn wir ein schweres Gewicht auf eine Unterlage absetzen, da dies durch exzentrische Kontraktion des Bizeps erfolgt (siehe Seite 153, Abschn. 12.1.2). Die Streckung des Ellenbogens aus gebeugter Position ohne Gewicht, etwa nach dem Berühren des Gesichts, erfolgt durch die Schwerkraft, unterstützt durch den Bizeps.

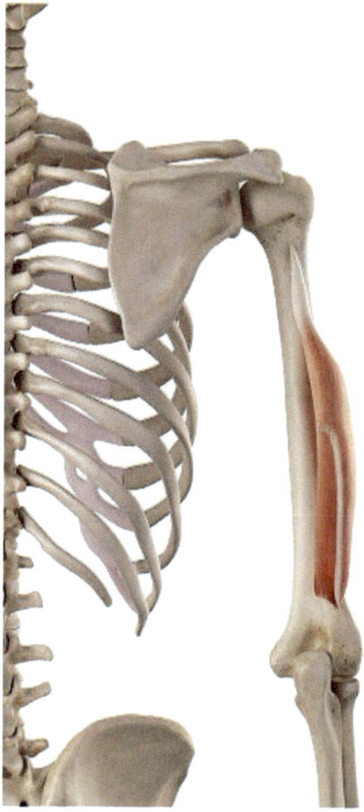

Abb. 12.27 Ursprung des medialen Kopfes des M. triceps brachii

Betrachten Sie folgende Frage zur Funktion des Trizeps: Ein Patient muss auf der rechten Seite eine Gehhilfe benutzen, hat dort aber keinen funktionsfähigen Trizeps. Wie könnte er dieses Problem lösen?

Durch die Verwendung eines langen Stocks bei angehobener Schulter und den Einsatz der Ellenbogenbeuger (Bizeps, Brachialis und Brachioradialis) als Kraftquelle kann man den Ellenbogen trotz fehlender Trizepsfunktion gestreckt halten, indem

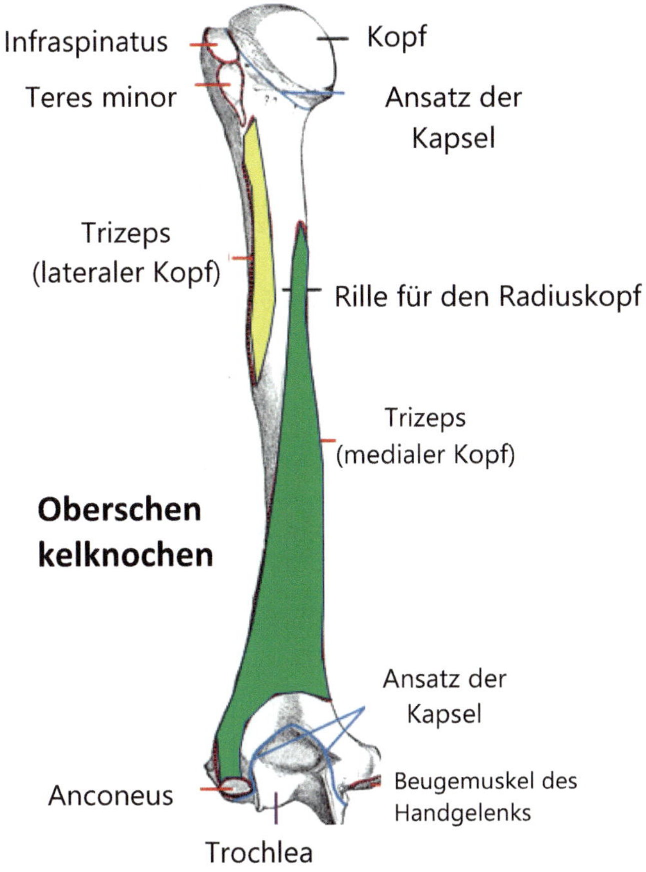

Abb. 12.28 Humerus mit Ursprüngen des medialen und lateralen Kopfes des Trizeps

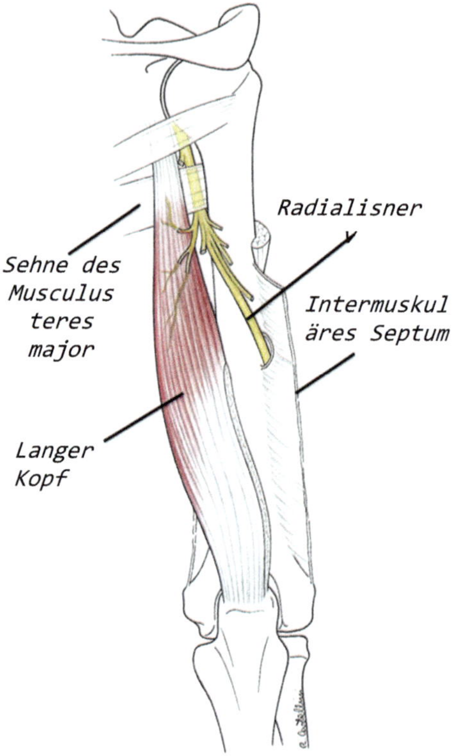

Abb. 12.29 Anatomie des N. radialis

man den Stock mit den langen Flexoren und Extensoren des Handgelenks und der Finger umklammert.

Eine der goldenen Regeln der Skelettmuskelaktivität lautet: „Alle Skelettmuskeln können nur ziehen, niemals drücken." Wie verhält sich das beim Liegestütz? Hier wird der Trizeps eingesetzt, und der Gesamteffekt ist eindeutig ein Drücken. Der Trizeps verkürzt sich dabei jedoch, das heißt, er „zieht".

Wissenswertes zum Thema Gelenke

13

13.1 Obere Extremität

13.1.1 Schultergelenk

13.1.1.1 Klinische Zeichen der vorderen Schulterluxation

Bei der vorderen Schulterluxation wurden mehrere klinische Zeichen beschrieben, darunter die folgenden:

- Hervortreten des Akromions, das auffälligste Merkmal.
- Verlust der abgerundeten Schulterform und Verlust der Kontur des Deltamuskels.
- Leichte Außenrotation des Arms.
- Der Patient neigt dazu, sich zur verletzten Seite zu lehnen.
- Unfähigkeit, das Gelenk zu bewegen, verbunden mit starken Schmerzen.
- Vorwölbung des Humeruskopfes nach vorne mit einer Vertiefung hinten.

Ich möchte ein weiteres Zeichen vorschlagen, das meines Wissens bisher nicht beschrieben wurde, das jedoch in jedem Fall vorhanden und deutlich sichtbar ist.

Bei Patienten mit vorderer Schulterluxation zeigt sich eine laterale Abwinkelung des distalen Arms im Verhältnis zum

R. Pillemer, *Körperliche Befunde bei orthopädischen und neurologischen Erkrankungen*,
https://doi.org/10.1007/978-3-032-23049-2_13

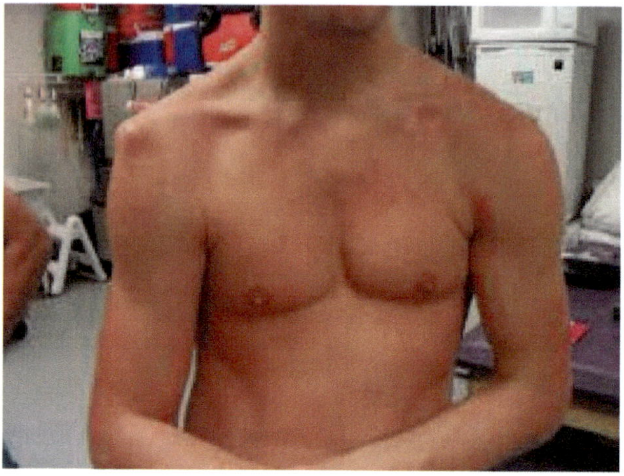

Abb. 13.1 Scheinbare laterale Abwinkelung des distalen Arms bei vorderer Schulterluxation

proximalen Arm, wobei die scheinbare Abwinkelung etwas oberhalb der Mitte des Arms liegt (Abb. 13.1). Der Humeruskopf verlagert sich nicht nur nach vorne und unten, sondern auch nach medial, und der gesamte Humerusschaft neigt sich nach lateral. Dies ist im distalen Arm deutlich, wird jedoch im proximalen Arm durch das hervortretende Akromion und den Deltamuskel maskiert, wodurch der Eindruck einer Abwinkelung entsteht.

13.1.2 Ellenbogengelenk

13.1.2.1 Fehlverheilte suprakondyläre Humerusfraktur

Folgendes fällt bei der Überprüfung des Bewegungsumfangs des Ellenbogengelenks bei einem Patienten mit einer ausgeheilten, fehlverheilten suprakondylären Humerusfraktur auf, bei der das suprakondyläre Fragment medial stärker nach dorsal verschoben und medial stärker proximal gekippt ist als lateral.

Bei 90°-Beugung des Ellenbogens zeigt sich im Vergleich zur Gegenseite ein vergrößerter Supinationsumfang. Bei vollständiger Streckung des Ellenbogens zeigt sich im Vergleich zur Gegenseite ein vergrößerter Pronationsumfang.

Zusammengefasst: Es besteht eine vermehrte Supination in Beugung und eine vermehrte Pronation in Streckung. Versuchen Sie, sich anhand der oben beschriebenen Verschiebungen vorzustellen, warum dies der Fall ist.

13.1.2.2 Erklärung

Bei 90° Ellenbogenbeugung und nach oben zeigendem Daumen (Abb. 13.2) führt das proximale Kippen der medialen Seite zu

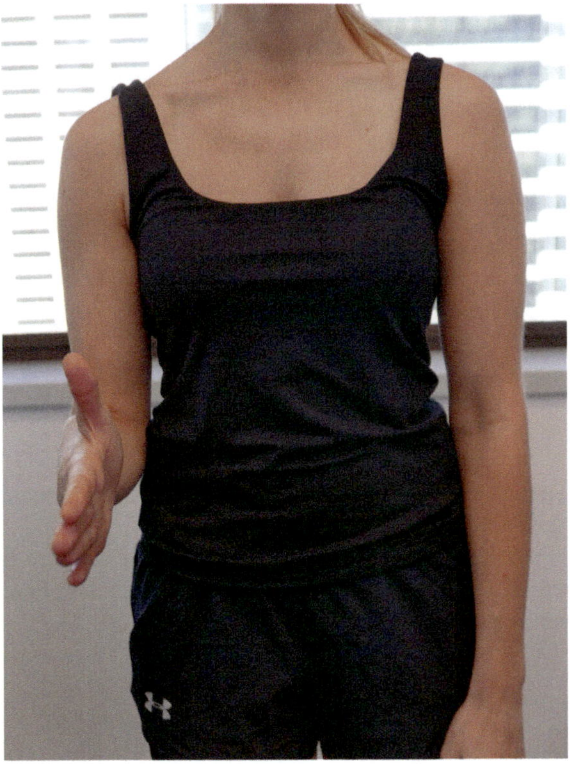

Abb. 13.2 Neutralstellung

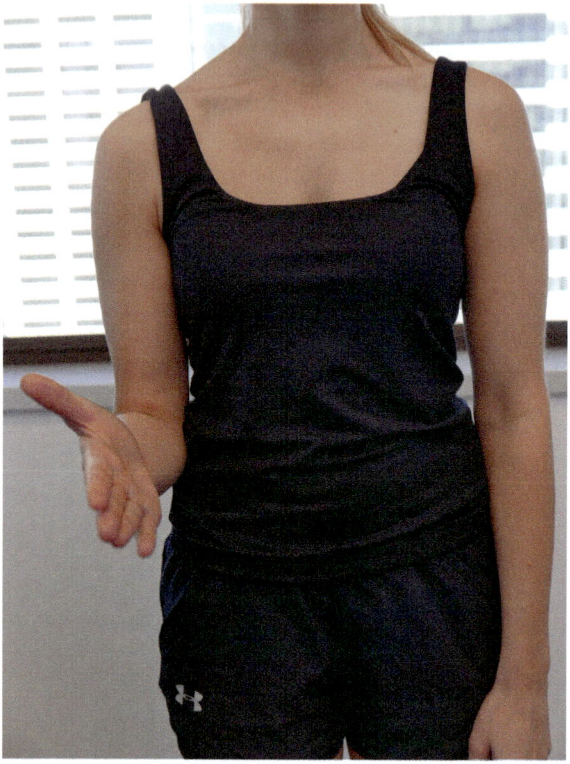

Abb. 13.3 Vermehrte Supination

einer vermehrten Supination des Unterarms in der Frontalebene (Abb. 13.3).

Bei gestrecktem Ellenbogen ermöglicht die stärkere dorsale Rotation des medialen im Vergleich zum lateralen Fragments eine vermehrte Pronation des Unterarms in der Sagittalebene (Abb. 13.4).

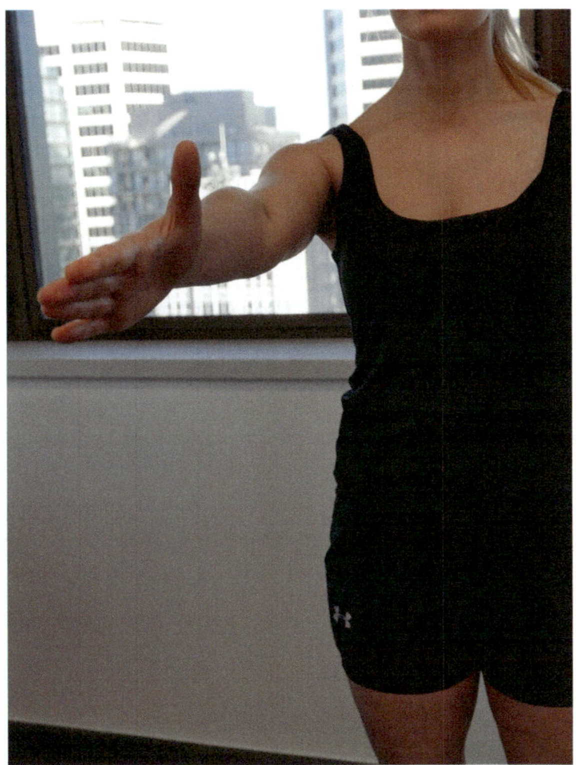

Abb. 13.4 Vermehrte Pronation

13.1.2.3 Pronation versus Supination

Hier ein Denkanstoß zur relativen Bedeutung von Pronation und Supination:

- Angenommen, Sie hätten die Hälfte einer der beiden Bewegungen verloren und hätten nur noch 45° Pronation oder Supination. Für welche würden Sie sich entscheiden?

Vorschlag

- Wenn Sie nur 45° Supination Ihres Unterarms haben, können Sie weder Rasierschaum oder Creme auf die gegenüberliegende Wange auftragen noch Wechselgeld entgegennehmen, und obwohl Sie Ihre Hand zum Perineum führen können, ist das Abwischen nicht möglich!
- Der Verlust der Supination stellt somit eine erhebliche Behinderung dar, da Sie Ihre Hand nicht vollständig supinieren können und Ihr Körper im Weg ist, wenn Sie es versuchen.
- Haben Sie hingegen nur 45° Pronation, genügt es, die Schulter um 45° zu abduzieren, um die Hand in vollständige Pronationsstellung zu bringen.
- Und wenn Sie sitzen und die Hand flach auf den Tisch legen möchten, reicht eine leichte Innenrotation der Schulter.

(Interessanterweise bewerten die AMA5-Leitlinien den Verlust der Pronation höher als den gleichwertigen Verlust der Supination).

13.1.3 Handgelenk

Wie im Kapitel „Skelettmuskulatur" erwähnt, wird die aktive Extension des Handgelenks von einer passiven Beugung der Finger begleitet, während die aktive Beugung des Handgelenks mit einer passiven Streckung der Finger einhergeht. Diese Funktion ist besonders nützlich bei Querschnittslähmung auf Höhe C6, bei der Patienten ohne funktionelle Fingerbeugung durch diesen Tenodese-Effekt eine funktionelle Hand erlernen können (siehe Abschn. 12.1.5.2).

Es ist außerdem bemerkenswert, dass bei aktiver Nutzung des Handgelenks die Extension mit radialer Abduktion kombiniert ist, wie beim festen Greifen, während die Flexion mit ulnarer Adduktion kombiniert ist,[1] beispielsweise beim Einschlagen eines Nagels.

[1] *Last's Anatomy*, 3. Auflage, S. 134.

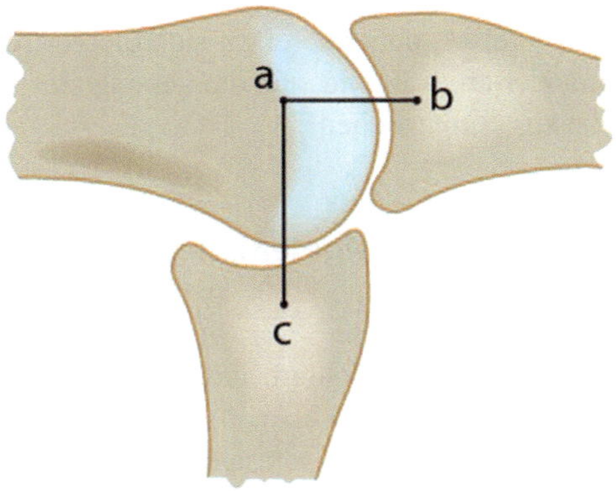

Abb. 13.5 Die Köpfe der Mittelhandknochen sind nockenförmig

13.1.4 Metakarpophalangealgelenke (MP-Gelenke)

Wichtige Aspekte:

- Die Köpfe der Mittelhandknochen sind nockenförmig, sodass der Abstand vom Zentrum des Mittelhandknochenkopfes zur palmaren Gelenkfläche länger ist als zur distalen Gelenkfläche (Abb. 13.5).
- Daher sind die Kollateralbänder bei gestrecktem MP-Gelenk relativ locker, während sie bei 90° Beugung durch den Nockeneffekt gespannt werden.
- Eine längere Immobilisation in Streckstellung kann zu Verkürzung und Kontraktur der Kollateralbänder führen. Die Immobilisation der MP-Gelenke sollte daher immer in Beugung erfolgen.[2]

---

[2] *Handbook of upper extremity examination*: Springer, 2022, Roger Pillemer, S. 16 und 17.

- Diese MP-Gelenke (die „Knöchelgelenke“) liegen auf dem Bogen eines Kreises; daher spreizen sich die gestreckten Finger voneinander ab, während sich die gebeugten Finger in die Handfläche zusammenziehen.[3]

13.1.5 Karpometakarpalgelenk des Daumens (CMC-Gelenk)

Verbale Beschreibungen erleichtern das Verständnis des CMC-Gelenks des Daumens nicht. Die Anatomie lässt sich am besten anhand der Gelenkfläche des Os trapezium erklären, die eine von dorsal nach volar konkave Gelenkfläche (rot) und eine von radial nach ulnar konvexe Fläche (blau) aufweist (Abb. 13.6). Diese Konturen spiegeln sich in der Basis des ersten Mittelhandknochens wider (Abb. 13.7).

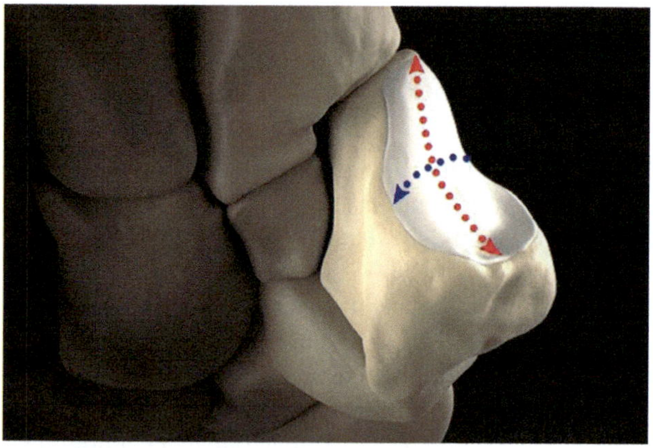

Abb. 13.6 Gelenkfläche des Os trapezium

[3] Jack Last: *Textbook of anatomy*, 3. Auflage, 1963.

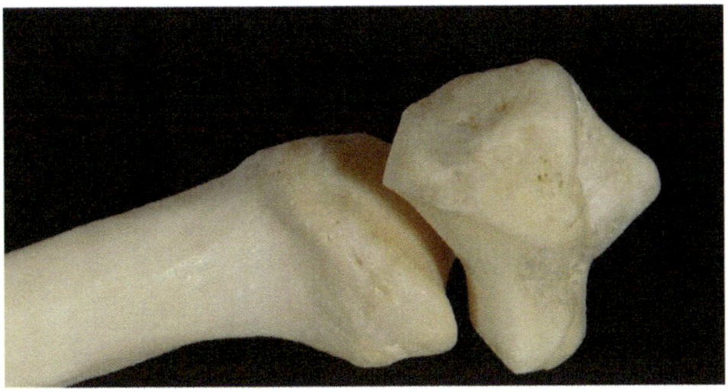

Abb. 13.7 Basis des Os metacarpale I

Die geringe Tiefe des Gelenks bietet nur wenig Stabilität, die durch starke Bänder dorsal und volar gewährleistet wird. Muskeln und Sehnen wirken als dynamische Stabilisatoren.

Das CMC-Gelenk ermöglicht Bewegungen des Daumens in allen drei Ebenen, wobei die Opposition die wichtigste Bewegung ist, da sie es dem Daumen erlaubt, die Spitzen der anderen Finger zu erreichen – der Präzisionsgriff.

13.2 Untere Extremität

13.2.1 Hüftgelenk

Die Bedeutung des Verständnisses der Dislokation bei der Epiphysiolysis capitis femoris (ECF, „slipped capital femoral epiphysis", SCFE)[4]:

- Bei der SCFE bleibt die Epiphyse in der Hüftpfanne; es ist die Metaphyse, die sich relativ zur Epiphyse verschiebt.

[4] Pillemer R. *Handbook of lumbar spine and lower extremity examination*: Springer, 2023, S. 92–97.

Abb. 13.8 SCFE-Dislokation

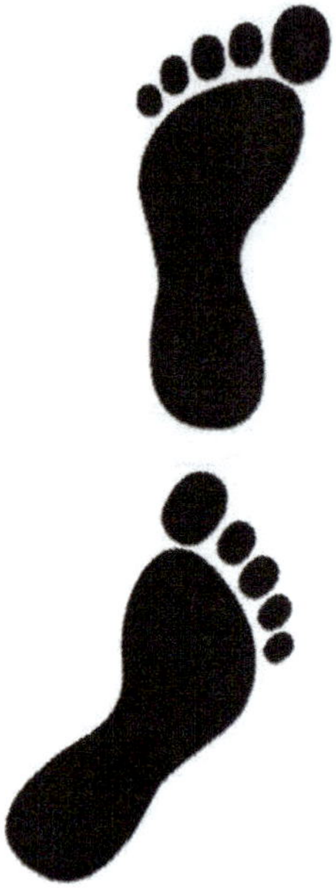

- Um sich die Dislokation vorstellen zu können, stellen Sie sich vor, Sie platzieren die mediale Seite der Großzehe eines Fußes hinter die Ferse des anderen Fußes (Abb. 13.8). Dazu muss das Bein auf der betroffenen Seite extendiert, adduziert und außenrotiert werden.
- Dieses Verständnis ist essenziell für die Planung einer korrektiven Triple-Osteotomie (Abb. 13.9).

13.2.1.1 Triple-Osteotomie

- Entfernung eines Keils zur Korrektur der Extensions- und Adduktionsfehlstellung, kombiniert mit einer Rotation zur Korrektur der Außenrotationsfehlstellung (Abb. 13.9).

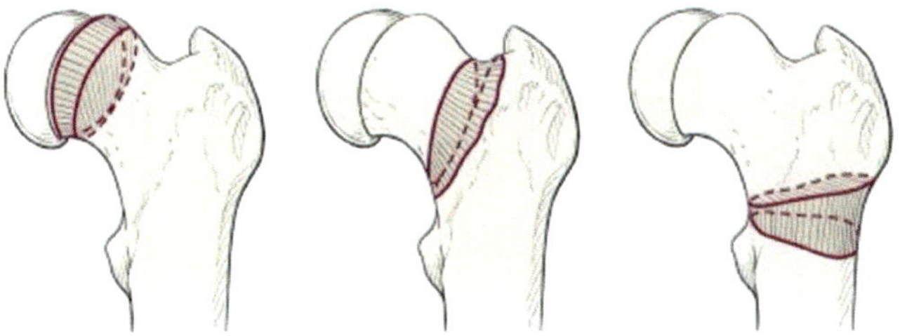

Abb. 13.9 Triple-Osteotomie

13.2.2 Kniegelenk

13.2.2.1 Schlussrotation des Kniegelenks

Die Schlussrotation ist entscheidend für die Stabilität des Knies.

Wichtige Konzepte

- Offene Kette (nicht belastet): Die Tibia ist frei beweglich, Flexions- und Extensionsbewegung in sitzender Position. In den letzten Streckungsgraden rotiert die Tibia um 10° nach außen, um in voller Streckung zu arretieren.
- Geschlossene Kette (belastet): Die Tibia ist relativ fixiert, und der Femur bewegt sich auf der Tibia, wie beim Hocken. In den letzten Streckungsgraden rotiert der Femur um 10° nach innen, um die volle Streckung zu verriegeln.

Anatomische Erklärung für das Verriegeln

- Der mediale Femurkondylus ist länger als der laterale, sodass bei voller Streckung in der offenen Kette der mediale Tibiakondylus etwas weiter nach vorne gleiten muss, was die Außenrotation von 10° verursacht.

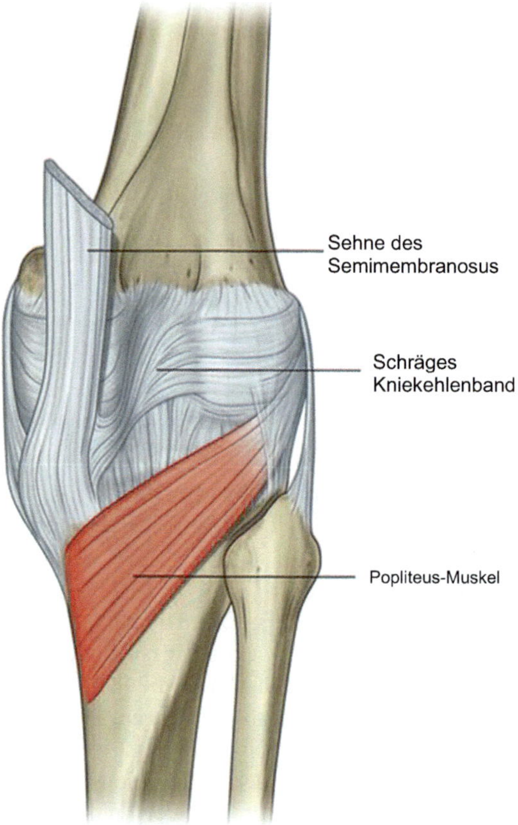

Abb. 13.10 M. popliteus

Entriegelung des Knies

- Erfolgt durch Kontraktion des M. popliteus in der offenen Kette (Abb. 13.10).
- Erfolgt durch Außenrotation der Hüfte in der geschlossenen Kette.

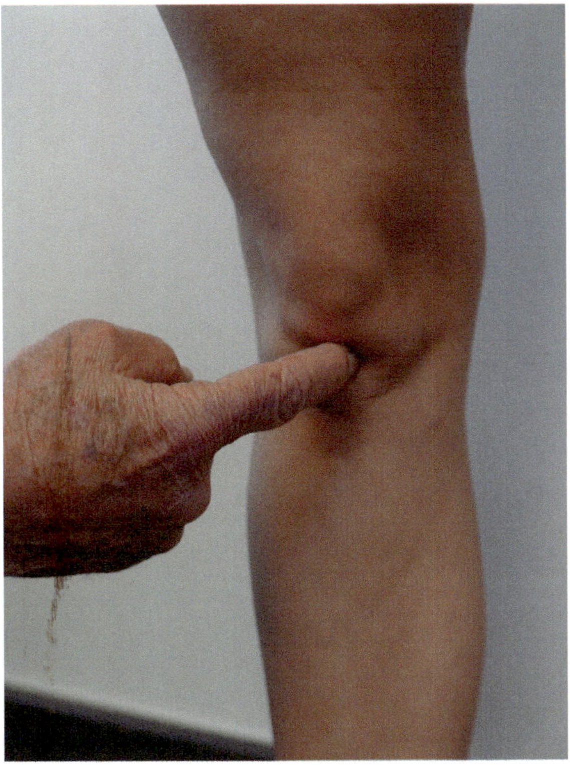

Abb. 13.11 Knie „verriegelt“

In der verriegelten Position wird das Knie neben der knöchernen Stabilität durch die Spannung aller Bänder stabilisiert. Es ist keine Muskelaktivität erforderlich, um diese Stabilität aufrechtzuerhalten. Im Stehen mit verriegeltem Knie kann man mit dem Finger auf die Patellarsehne drücken, sodass der Finger einsinkt (Abb. 13.11). Sobald das Knie entriegelt wird (sich zu beugen beginnt), kontrahiert der Quadrizeps, die Patellarsehne spannt sich und der Finger wird „herausgedrückt“ (Abb. 13.12).

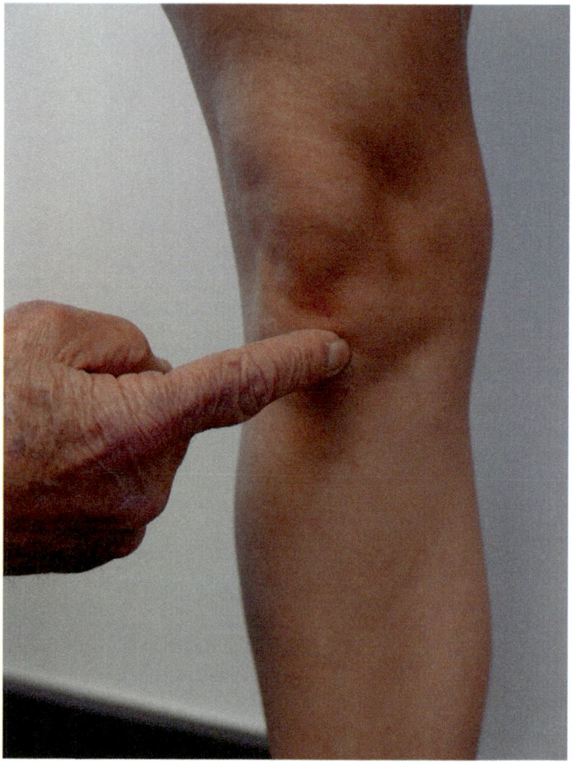

Abb. 13.12 Knie „entriegelt“

13.2.2.2 Übersichtstabelle

	Tibiale Bewegung	Position	Verriegelungs-mechanismus	Entriegelung
Offene Kette	Beweglich	Knie-streckung im Sitzen	Tibia rotiert nach außen	Kontraktion des M. popliteus
Geschlossene Kette	Fixiert	Knie-streckung aus der Hocke	Femur rotiert nach innen	Außenrotation der Hüfte

13.2.3 Sprunggelenk

13.2.3.1 Die Bedeutung der lateralen Talusverschiebung bei Sprunggelenksfrakturen

Ein Artikel, den ich 1976 las, hatte einen enormen und nachhaltigen Einfluss auf mich. Die Autoren beschrieben ein In-vitro-Experiment mit einer Carbon-Black-Transfertechnik, um die Verringerung der tibiotalaren Kontaktfläche bei lateraler Verschiebung des Talus zu zeigen.[5] Sie fanden heraus, dass bei 1 mm lateraler Verschiebung des Talus die durchschnittliche Reduktion der Kontaktfläche 42 % betrug!

Diese Ergebnisse wurden durch eine Studie an 12 Sprunggelenken von Leichen aus dem Jahr 2006 bestätigt,[6] bei der Kohlenstoffpulver und eine Belastung von 70 kg verwendet wurde; dabei führt bereits eine laterale Verschiebung des Talus um 1 mm zu einem Verlust von 40% der Gelenkkontaktfläche.

Diese Befunde unterstreichen die Bedeutung der anatomischen Reposition bei allen Sprunggelenksfrakturen.

13.2.4 Subtalargelenk

13.2.4.1 Das Subtalargelenk – Messung des Bewegungsumfangs

Die AMA5-Leitlinien beschreiben den Bewegungsumfang und die Messung für jedes Gelenk der oberen und unteren Extremität – mit Ausnahme der Inversion und Eversion des Rückfußes/Subtalargelenks (Abb. 13.13). Ich kann dafür zwei Möglichkeiten vorschlagen:

---

[5] Ramsey PL, Hamilton W. Changes in tibiotalar area of contact caused by lateral talar shift. *J Bone Joint Surg Am.* 1976;58(3):356–7. PMID: 1262367.

[6] Lloyd J, Elsayed S, Hariharan K, Tanaka H. Revisiting the concept of talar shift in ankle fractures. *Foot Ankle Int.* 2006;27(10):793–6. https://doi.org/10.1177/107110070602701006. PMID: 17054879.

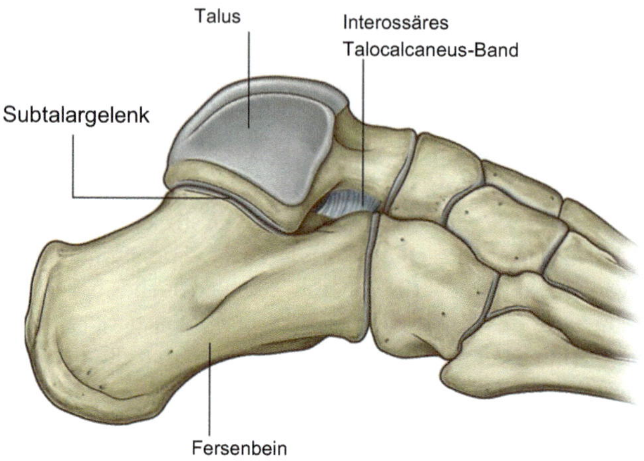

Abb. 13.13 Das Subtalargelenk

1. Einfach ein Versehen.
2. Es wurde keine geeignete Methode entwickelt.

Ich schlage eine bemerkenswert einfache und genaue Methode zur Beurteilung des Bewegungsumfangs dieses Gelenks vor, die auf ein Grad genau ist.

Sie benötigen dazu ein Goniometer wie abgebildet (Abb. 13.14), wobei das Drehzentrum auf dem Sprunggelenk liegt. Dies geschieht automatisch – der proximale Schenkel des Goniometers liegt an der medialen Seite des distalen Unterschenkels, der distale Schenkel an der medialen Seite des Calcaneus. Sobald Sie mit dieser Methode vertraut sind, werden Sie feststellen, dass das Goniometer automatisch in die richtige Position passt.

Die Ausgangsstellung (Abb. 13.15) ist aufgrund der Anatomie immer in Inversion.

In diesem Beispiel messen wir 20°, was unser Ausgangswert ist. Bei maximaler Inversion (Abb. 13.16) messen wir in diesem Beispiel 30°.

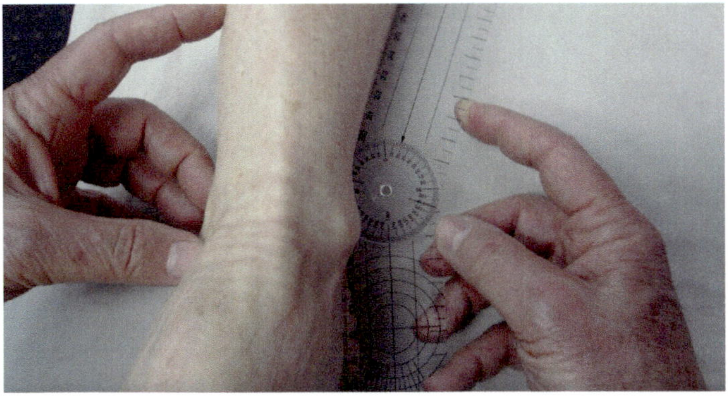

Abb. 13.14 Beurteilung des Bewegungsumfangs im Subtalargelenk

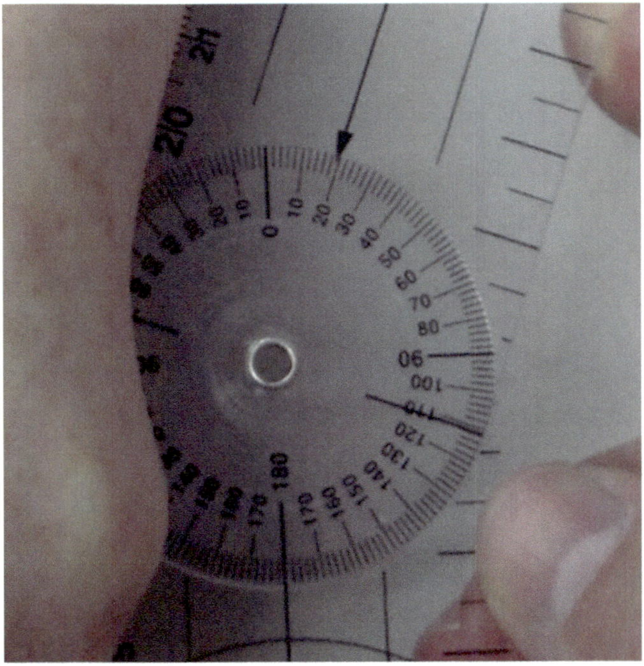

Abb. 13.15 Ausgangspunkt: Messung = 20°

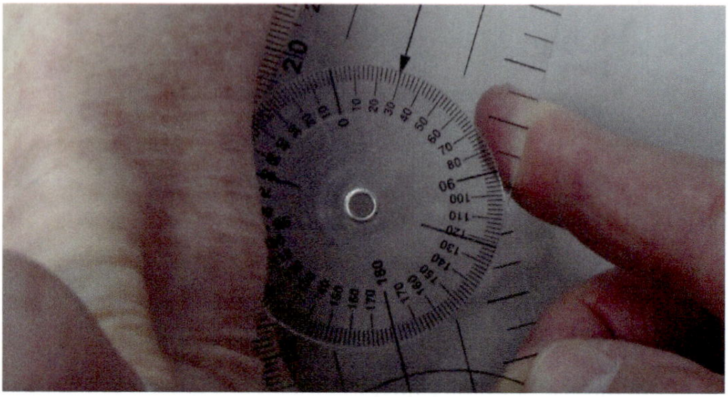

Abb. 13.16 Maximale Inversion = 30°

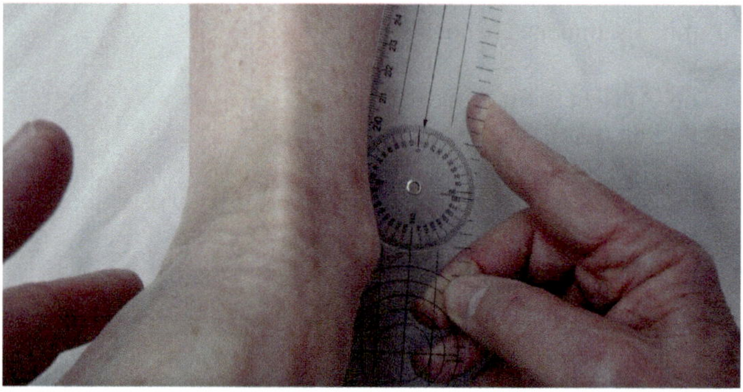

Abb. 13.17 Messung der Eversion

Der tatsächliche Inversionsumfang beträgt dann 30° – 20° = 10°.

In diesem Beispiel beträgt der Messwert bei der Eversion (Abb. 13.17 und 13.18) 4°, sodass der tatsächliche Eversionsumfang 20° – 4° = 16° beträgt.

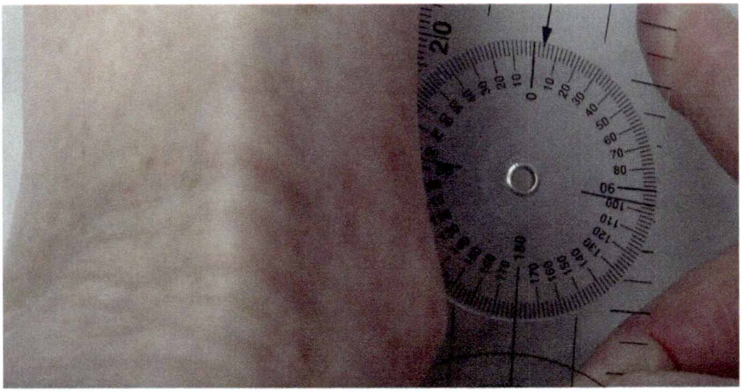

Abb. 13.18 Maximale Eversion von 4°

Position des Goniometers	Goniometer	Funktion
1	Neutral	Messwert ablesen
2	Inversion	Messen
3	Eversion	Messwert ablesen

Abb. 13.19 Goniometerpositionen für Neutralstellung, Inversion und Eversion

Zusammengefasst ist diese Methode schnell, einfach und genau. Sie erfordert drei Goniometerpositionen, drei Messwerte und etwas Kopfrechnen (Abb. 13.19). Rechnen Sie nach und dokumentieren Sie die Ergebnisse.

Gutartige Knochentumoren

14

14.1 Ein empfohlener Ansatz zur Diagnosestellung

Ich werde dieses Thema unter drei Überschriften behandeln:

A. Unterscheidung zwischen benignen und malignen Tumoren im Röntgenbild
B. Klinisches Erscheinungsbild und typische Befunde spezifischer benigner Knochentumoren im Röntgenbild
C. Systematischer Ansatz zur Erstellung einer spezifischen oder differenzialdiagnostischen Diagnose anhand der Röntgenmerkmale

Bezüglich der Symptome und Befunde können Tumoren in Gelenknähe Schmerzen, Schwellung, Druckempfindlichkeit und Bewegungseinschränkung verursachen. Bei Läsionen, die nicht in Gelenknähe liegen, können Schwellung, Druckschmerz oder pathologische Frakturen auftreten. In diesem Abschnitt werden diese allgemeinen, unspezifischen Merkmale nicht weiter diskutiert, sondern vielmehr die spezifischeren Details jeder Läsion im Röntgenbild hervorgehoben.

Wie zu erkennen sein wird, ist das Alter ein sehr wichtiger Faktor zur Bestimmung der Art der Läsion.

R. Pillemer, *Körperliche Befunde bei orthopädischen und neurologischen Erkrankungen*, https://doi.org/10.1007/978-3-032-23049-2_14

14.1.1 Unterscheidung zwischen benignen und malignen Tumoren im Röntgenbild

Es besteht allgemeiner Konsens, dass konventionelle Röntgenaufnahmen die beste Methode zur Unterscheidung dieser beiden Gruppen sind.

14.1.1.1 Maligne Tumoren

Vier Kriterien für röntgenologische Malignitätszeichen, von der Endostseite bis ins Weichteilgewebe (von innen nach außen):

- Endostale Begrenzung unscharf (Abb. 14.1)
- Kortikale Erosion/Zerstörung (Abb. 14.2)
- Periostreaktion:
  - Sonnenstrahlenphänomen (Abb. 14.3)
  - Elevation (Abb. 14.4)
  - Codman-Dreieck (Abb. 14.5)
  - Ausdehnung ins Weichteilgewebe (Abb. 14.6)

14.1.1.2 Benigne Tumoren

Im Gegensatz dazu sind benigne Tumoren scharf begrenzt und weisen sklerotische Ränder, „geographische“[1] Knochendestruktion, solide Periostreaktion und keine Weichteilmasse auf.

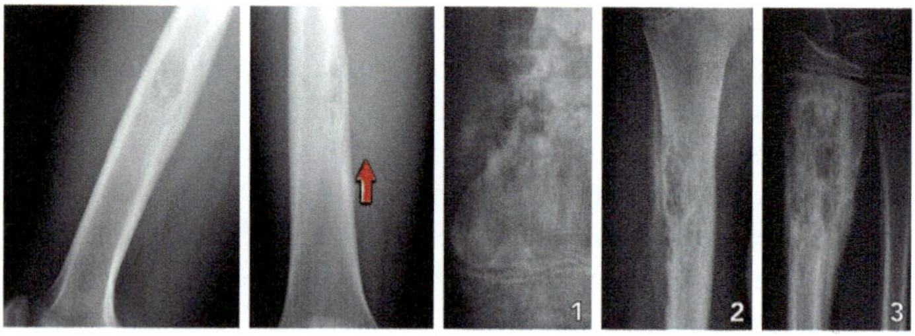

Abb. 14.1 Endostale Begrenzung unscharf

[1] „Geographische“ Knochendestruktion bedeutet eine scharf begrenzte Läsion. Die Übergangszone zwischen Läsion und gesundem Knochen ist das wichtigste Unterscheidungsmerkmal zwischen benignen und malignen Läsionen.

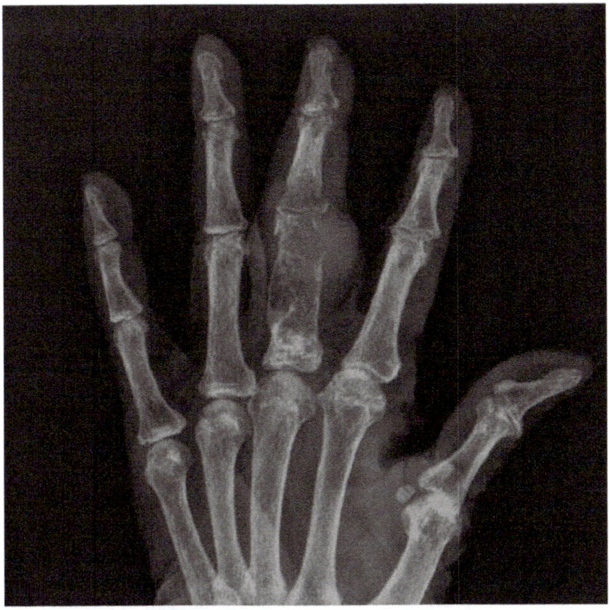

Abb. 14.2 Kortikale Erosion/Zerstörung

14.1.2 Klinisches Erscheinungsbild und typische Befunde spezifischer Knochentumoren im Röntgenbild

14.1.2.1 Osteoidosteom

Klinik

- Alter: zwischen 5 und 30 Jahre
- *Nachtschmerz, der sich durch NSAR/Aspirin bessert*
- Männer:Frauen = 3:1

Röntgen

- Abb. 14.7
- 50 % im proximalen Femur
- *Kleine Läsion (<2 cm) mit intensiver Sklerose um einen radioluzenten Nidus*
- Am häufigsten innerhalb der Kortikalis lokalisiert

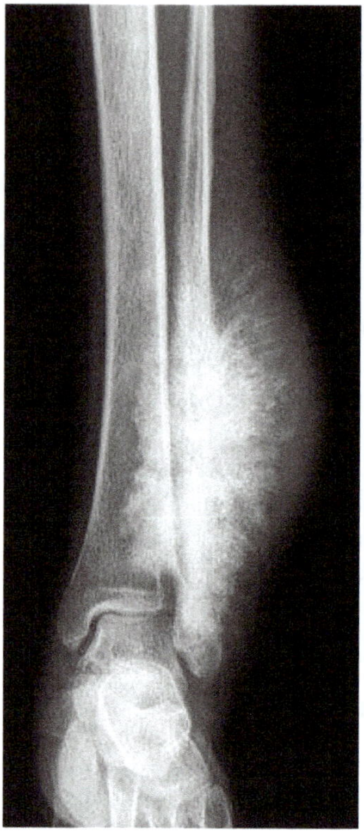

Abb. 14.3 Periostreaktion: Sonnenstrahlenphänomen

Differenzialdiagnose

- Osteomyelitis
- Stressfraktur

14.1.2.2 Osteoblastom

Klinik

- Alter: zwischen 10 und 30 Jahre; sehr selten; 1 % der primären Knochentumoren

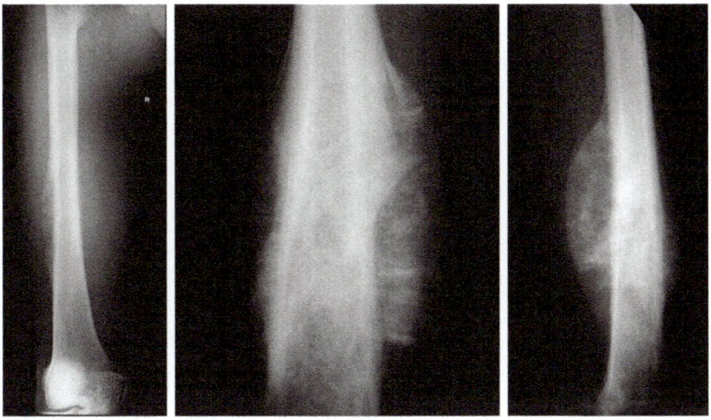

Abb. 14.4 Elevation

- *Sie unterscheiden sich vom Osteoidosteom dadurch, dass sie in der Wirbelsäule, im Schädel und an den Rippen auftreten. Es besteht nur eine geringe Besserung unter NSAR/Aspirin*
- Männer:Frauen = 2:1

Röntgen

- Abb. 14.8
- Sklerotischer Rand mit radioluzentem Nidus (>2 cm)
- Am häufigsten in den hinteren Wirbelelementen
- Häufig knotig oder gelappt

Differenzialdiagnose

- Osteoidosteom
- Osteomyelitis
- Aneurysmatische Knochenzyste (AKZ)

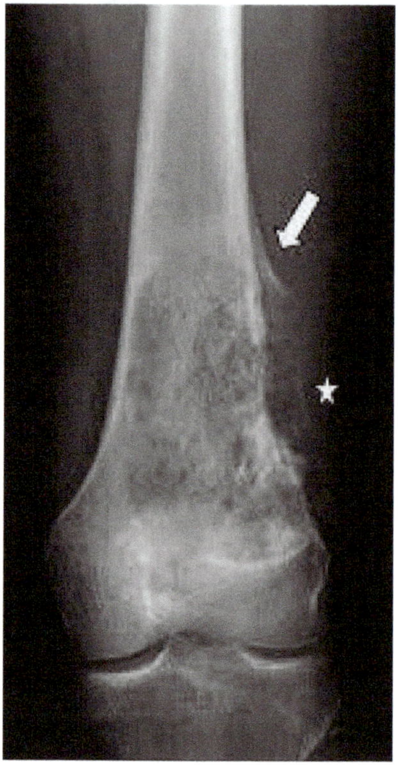

Abb. 14.5 Codman-Dreieck

14.1.2.3 Riesenzelltumor (Giant Cell Tumor, GCT)

Klinik

- Alter: zwischen 20 und 40 Jahre; selten, 1 pro 1 Million Einwohner
- Am häufigsten im distalen Femur, proximalen Tibiakopf oder distalen Radius, meist in der distalen Epiphyse mit Ausdehnung bis zum subchondralen Knochen
- Etwas häufiger bei Frauen

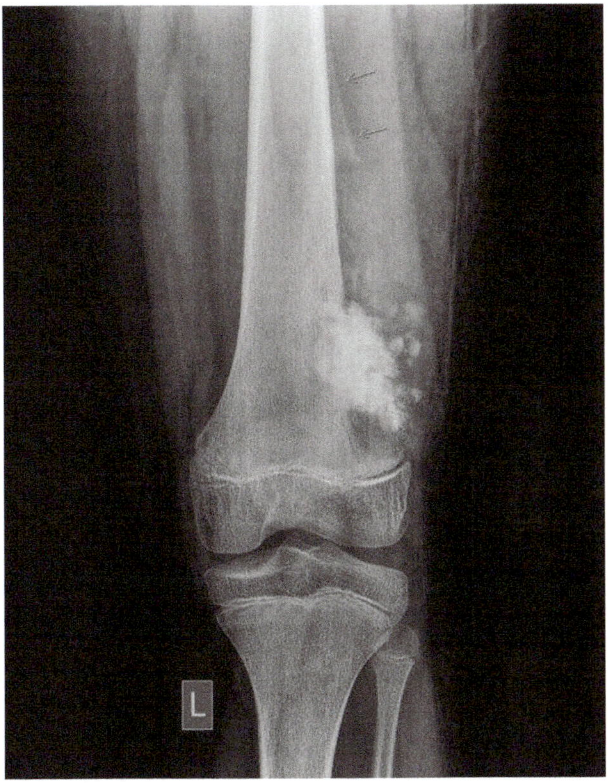

Abb. 14.6 Ausdehnung ins Weichteilgewebe

Röntgen

- Abb. 14.9
- Exzentrische, osteolytische Läsion am Knochenende mit schmaler Übergangszone im Gegensatz zum üblichen sklerotischen Rand anderer benigner Läsionen
- Eine Ausdehnung des betroffenen Areals kann vorliegen

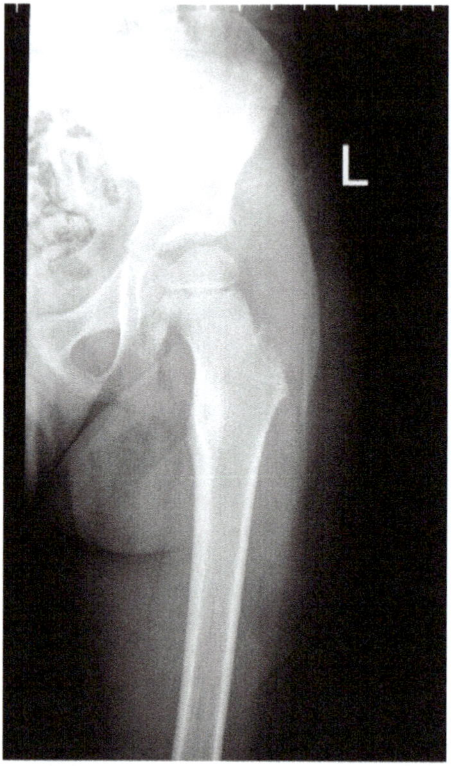

Abb. 14.7 Osteoidosteom

Differenzialdiagnose

- Chondroblastom
- Brauner Tumor (Hyperparathyreoidismus, HPT)

14.1.2.4 Pigmentierte villonoduläre Synovialitis (PVNS)

(Ein Tumor der Synovia und nicht des Knochens, kann jedoch durch Druckerosion Knochenzysten verursachen und muss daher in der Differenzialdiagnose berücksichtigt werden.)

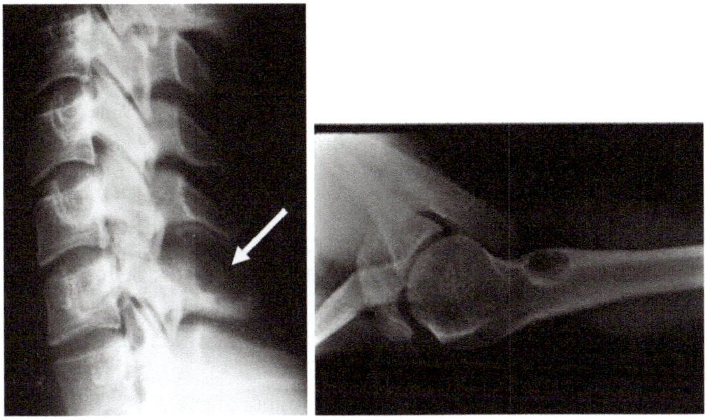

Abb. 14.8 Osteoblastom

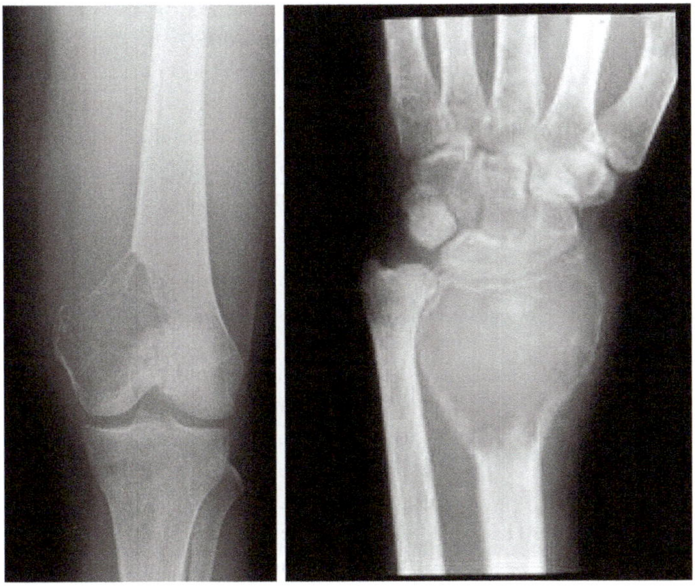

Abb. 14.9 Riesenzelltumor (GCT)

Klinik

- Alter: zwischen 20 und 50 Jahre
- Am häufigsten betroffen: Kniegelenk (80 %)
- Männer = Frauen
- Kann zu ausgeprägter Schwellung führen

Röntgen

- Abb. 14.10
- Sobald Erosionen auftreten, sind diese scharf begrenzt mit sklerotischem Rand
- *Kann beide Seiten des Gelenks betreffen*
- Keine Verkalkung

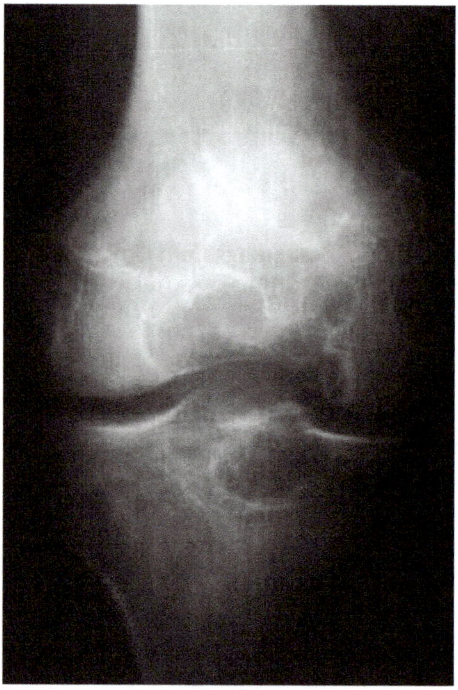

Abb. 14.10 Pigmentierte villonoduläre Synovialitis (PVNS)

Differenzialdiagnose

- Gicht
- Synoviale Chondromatose
- Hämophile Arthropathie

14.1.2.5 Fibröser Kortikalisdefekt (FCD)

Klinik

- Alter: zwischen 5 und 15 Jahre
- Treten in der Metaphyse langer Röhrenknochen auf
- 80 % im distalen Femur, proximaler und distaler Tibia
- Meist asymptomatisch, kann sich aber mit pathologischer Fraktur präsentieren

Röntgen

- Abb. 14.11
- Radioluzente Defekte in der Kortikalis <2–3 cm
- Treten in der Metaphyse oder an der diametaphysären Übergangszone auf

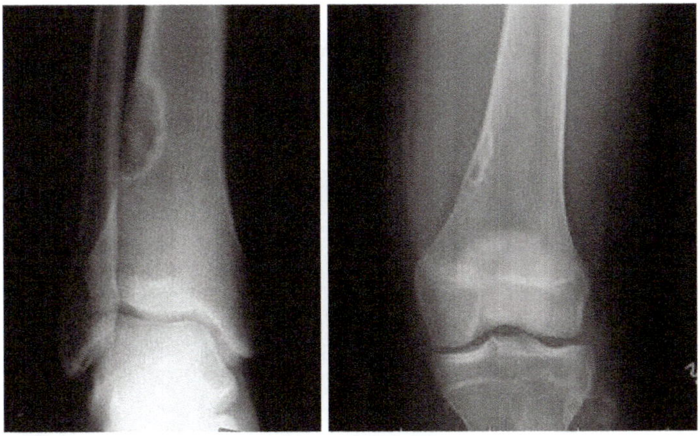

Abb. 14.11 Fibröser Kortikalisdefekt (FCD)

Differenzialdiagnose

- Riesenzelltumor
- Osteoidosteom
- Knochenabszess

14.1.2.6 Knorpelüberzogene Exostose: Osteochondrom

Klinik

- Der häufigste benigne Knochentumor mit Knorpelkappe
- Alter: 10–30 Jahre
- Schmerzlose Raumforderung
- Sollte nach Abschluss des Skelettwachstums nicht mehr wachsen (bei Wachstum Verdacht auf Malignität)

Röntgen

- Abb. 14.12
- Oberflächliche Läsion in der Metaphyse langer Röhrenknochen
- Sessil oder gestielt (bei gestielten Exostosen zeigen sie von dem benachbarten Gelenk weg)
- Mark- und Kortikalis-Kontinuität (Kortikalis und Markhöhle der Läsion sind mit denen des Wirtsknochens kontinuierlich; dies ist pathognomonisch)

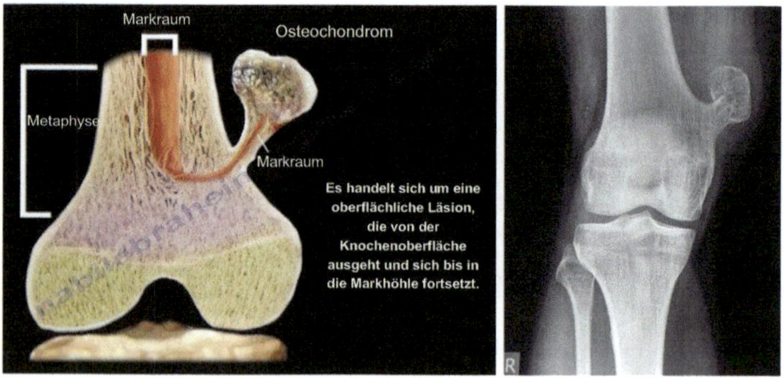

Abb. 14.12 Osteochondrom

Differenzialdiagnose

- Subperiostales Hämatom
- Parossales Osteosarkom
- Subunguale Exostose

14.1.2.7 Enchondrom

Klinik

- Zweithäufigste benigne Knorpelläsion
- Häufigster benigner Tumor der Hand, insbesondere in der proximalen Phalanx der Finger. Kommt auch in großen Röhrenknochen vor
- Alter: 20–50 Jahre; Männer:Frauen = 1:1
- Asymptomatisch und meist Zufallsbefund, außer bei pathologischer Fraktur

Röntgen

- Abb. 14.13
- Kleine (<5 cm), scharf begrenzte Tumoren in der Mitte des Knochens

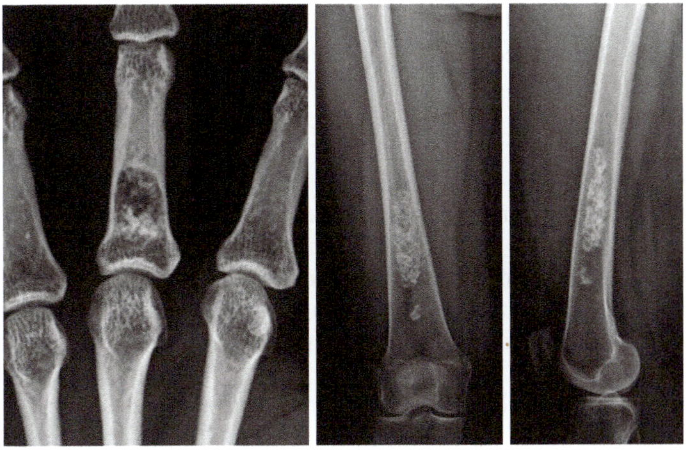

Abb. 14.13 Enchondrom

- Entstehen in der metaphysären Region, häufig auch in der Diaphyse zu finden
- Im Röntgenbild meist weiße Flecken (Verkalkungen)
- Kann endostales „Scalloping“ zeigen, aber keine Periostreaktion

Differenzialdiagnose
- Chondrosarkom

Es gibt zwei Syndrome, die mit multiplen Enchondromen assoziiert sind:

1. Ollier-Krankheit: (Abb. 14.14)
   - Die Läsionen führen zu Knochenausdehnung und Skelettdeformitäten
2. Maffucci-Syndrom: (Abb. 14.15)
   - Wie oben, zusätzlich kutane Läsionen aus Blutgefäßen

14.1.2.8 Chondroblastom
Klinik

- Selten, weniger als 1 % der Knochentumoren
- Alter: 10–20 Jahre, Gipfel bei 12 Jahren
- Männer:Frauen = 2:1

Röntgen

- Abb. 14.16
- Scharf begrenzte, exzentrische Läsion mit sklerotischem Rand
- Am häufigsten in der Epiphyse der proximalen Tibia, des distalen Femur und des proximalen Humerus
- Die Läsion kann von der Wachstumsfuge in die Metaphyse übergreifen
- Bis zu 50 % der Fälle zeigen punktförmige Verkalkungen

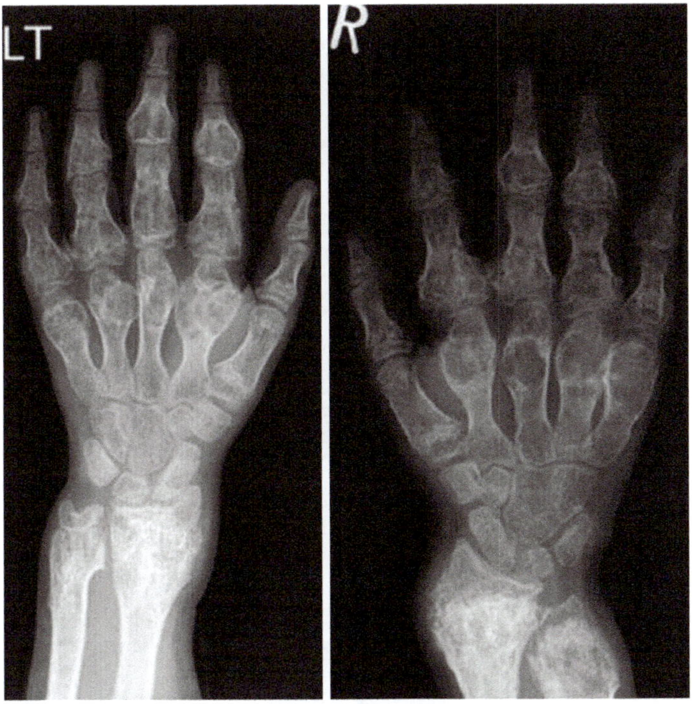

Abb. 14.14 Ollier-Krankheit: Knochenausdehnung und Skelettdeformität

Differenzialdiagnose

- Riesenzelltumor
- Klarzellchondrosarkom
- Aneurysmatische Knochenzyste
- Osteoblastom

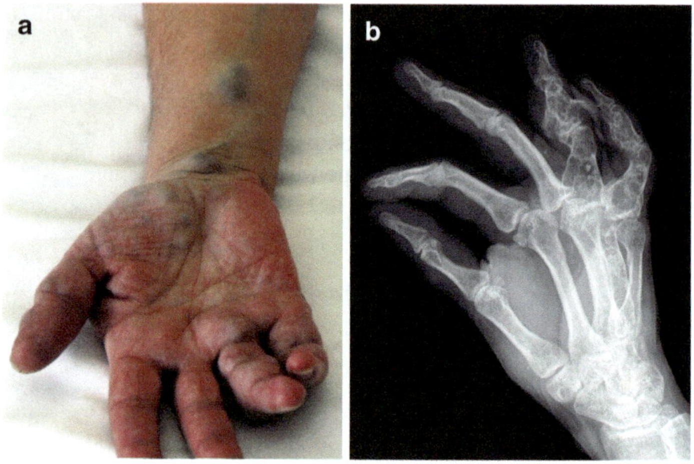

Abb. 14.15 Maffucci-Syndrom (Tricò et al. *J Endocrin Soc* [2017] 1: 51–56). **a** Vaskuläre kutane Läsionen assoziiert mit **b** Knochenausdehnung und Skelettdeformität

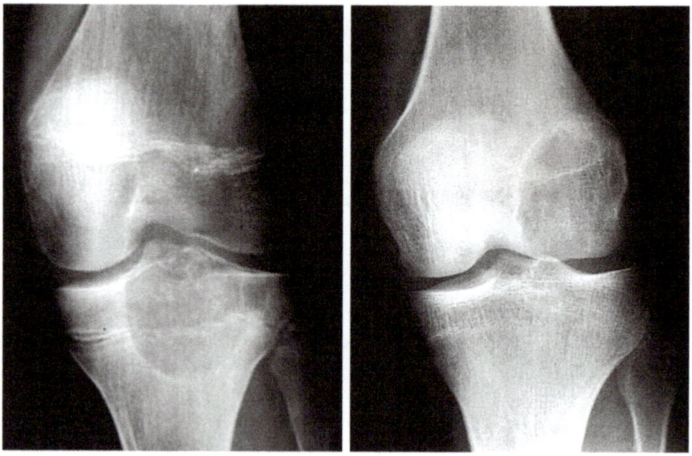

Abb. 14.16 Chondroblastom

14.1.2.9 Chondromyxoidfibrom (CMF)

Klinik
- Selten (unter 1 %), langsam wachsend
- Alter: 10–30 Jahre
- Männer = Frauen

Röntgen
- Abb. 14.17
- Exzentrische, metaphysäre, osteolytische Läsion
- Gelappte und sklerotische Begrenzung (oft weiß); 2–6 cm
- Scharfe Abgrenzung
- Kortikale Ausdehnung möglich

Differenzialdiagnose
- Aneurysmatische Knochenzyste
- Riesenzelltumor
- Zentrales Chondrosarkom

14.1.2.10 Fibröse Dysplasie

Klinik
- 5 % der benignen Knochentumoren
- Monostotisch:polyostotisch = 4:1
- Männer = Frauen
- Alle Altersgruppen, meist nach der Pubertät inaktiv

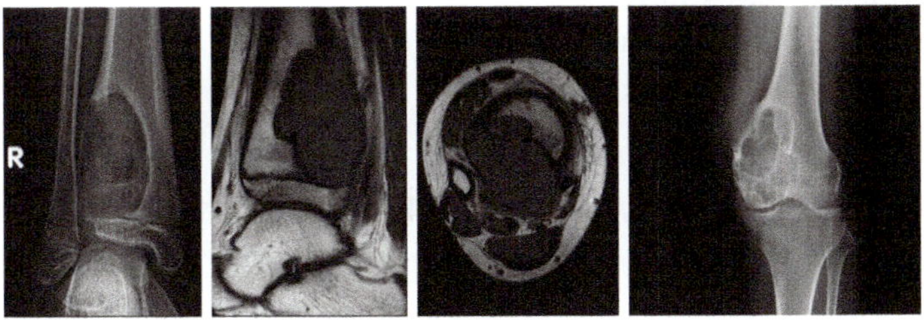

Abb. 14.17 Chondromyxoidfibrom (CMF)

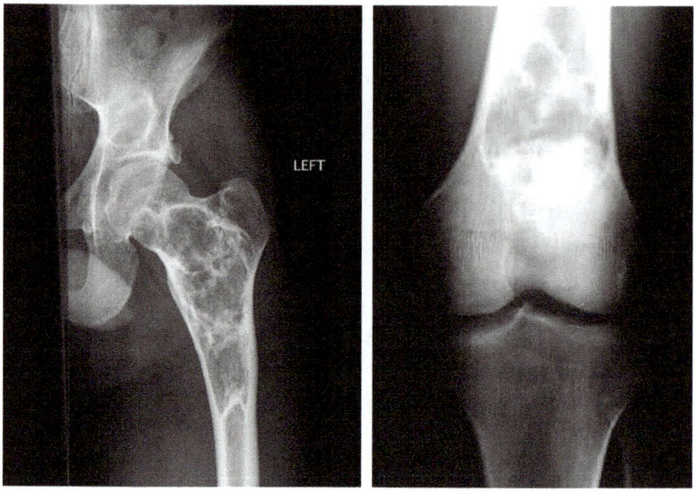

Abb. 14.18 Fibröse Dysplasie

Röntgen

- Abb. 14.18
- Rippen und proximaler Femur >50 %
- Intramedulläre, expansive Läsion
- Zystisch, radioluzent, homogen, mit endostaler Ausbuchtung und Kortikalisverdünnung, keine Periostreaktion
- Kann eine „Ground-Glass-Matrix" enthalten

Differenzialdiagnose

- Einfache Knochenzyste
- Riesenzelltumor
- Enchondromatose

14.1.2.11 Brodie-Abszess (Infektion)

Klinik

- Herd einer subakuten/chronischen pyogenen Osteomyelitis
- Jede Lokalisation, jedes Alter

Röntgen

- Abb. 14.19
- Vielgestaltige Erscheinungsformen
- Präferenz für die Metaphyse der Röhrenknochen
- Intramedulläre Läsion, oval, radioluzent, scharf begrenzt
- Umgebende Sklerose und Kortikalisverdickung
- Periostreaktion

Differenzialdiagnose

- Osteoidosteom
- Eosinophiles Granulom
- Sarkom

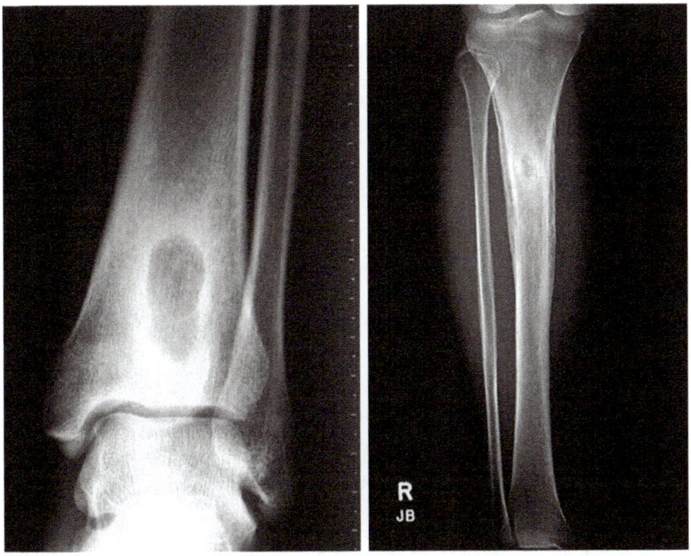

Abb. 14.19 Brodie-Abszess (Infektion)

14.1.2.12 Aneurysmatische Knochenzyste (AKZ)

Klinik
- Seltene Läsionen
- Tritt am häufigsten im Alter unter 20 Jahren auf
- Häufigste Lokalisation um das Kniegelenk
- Kann sich mit Schwellung oder tastbarer Raumforderung präsentieren

Röntgen
- Abb. 14.20
- Radioluzente zystische Läsion in der Metaphyse
- Kann zu einer Aufweitung der Kortikalis führen mit Erhalt einer dünnen kortikalen Randschale
- Meist exzentrisch
- Knochensepten; „blasenartiges“ Erscheinungsbild

Differenzialdiagnose
- Riesenzelltumor
- Chondromyxoidfibrom
- Chondroblastom
- Einfache Knochenzyste
- Fibröse Dysplasie

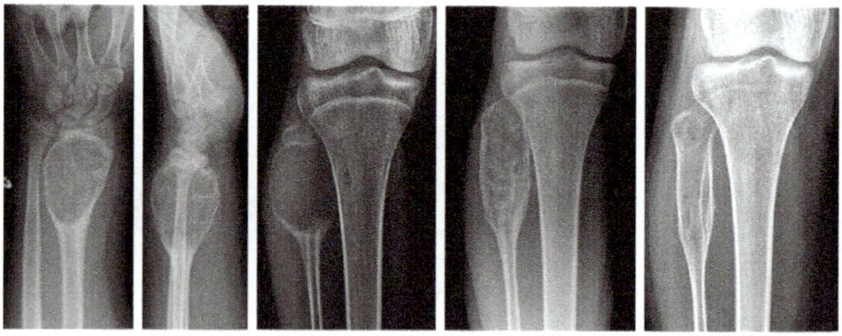

Abb. 14.20 Aneurysmatische Knochenzyste (AKZ)

14.1.2.13 Einfache (unikamerale) Knochenzyste

Klinik

- Alter: 5–15 Jahre
- 3 % der Knochentumoren
- Männer:Frauen = 2:1
- 90 % treten im proximalen Humerus oder proximalen Femur auf
- Selten bei Erwachsenen – spricht für spontane Rückbildung

Röntgen

- Abb. 14.21
- Zentrale, osteolytische, flüssigkeitsgefüllte, scharf begrenzte metaphysäre Läsion; wandert mit dem Knochenwachstum in die Diaphyse
- Ausdünnung der Kortikalis, kann sich mit pathologischer Fraktur präsentieren
- „Fallen-Leaf-Zeichen“[2] – pathognomonisch

Differenzialdiagnose

- Aneurysmatische Knochenzyste
- Enchondrom
- Fibröse Dysplasie
- Riesenzelltumor
- Eosinophiles Granulom

14.1.2.14 Hyperparathyreoidismus: Brauner Tumor

- Form der Osteitis fibrosa cystica (OFC) – jede Ursache einer gesteigerten osteoklastischen Aktivität

[2] „Fallen-leaf-Zeichen“: Nach einer pathologischen Fraktur kann ein Knochenfragment auf den Boden der Zyste absinken.

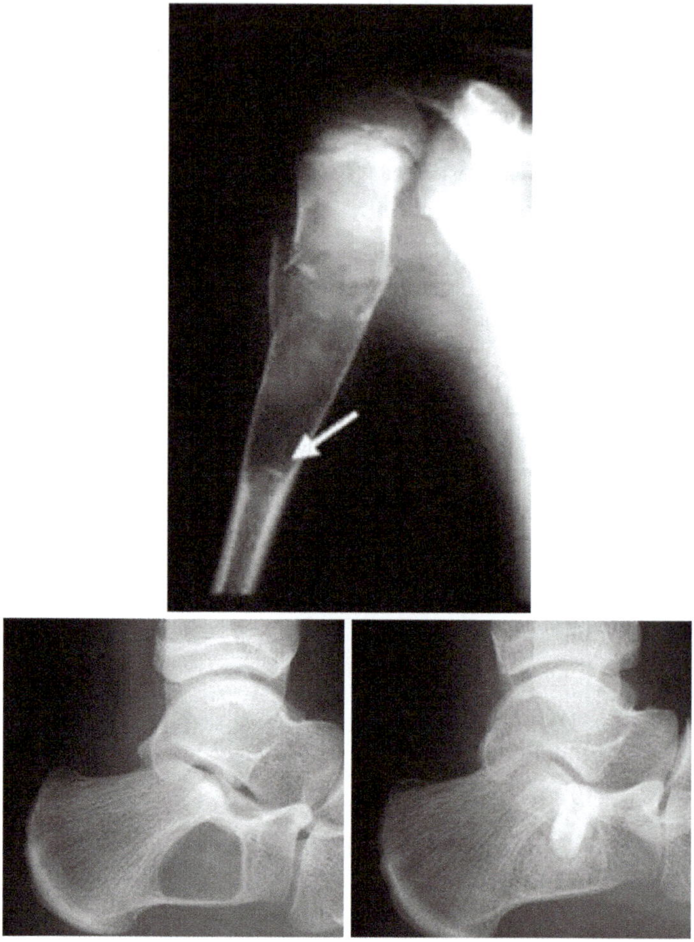

Abb. 14.21 Einfache (unikamerale) Knochenzyste

Klinik

- Seltene Läsion
- Frauen:Männer = 5:4 – 5. bis 6. Lebensdekade
- Kann jeden Knochen betreffen, am häufigsten jedoch Maxilla und Mandibula, Rippen, Clavicula, Becken

- Kann die Knochenform ausdehnen und Knochenschmerzen verursachen
- Kann Zeichen eines Hyperparathyreoidismus aufweisen

Röntgen

- Abb. 14.22
- Einfache oder multiple, scharf begrenzte osteolytische Läsionen
- Radioluzent, subperiostale Resorption und Osteopenie
- Knochenexpansion – pathologische Frakturen
- Kann unscharf begrenzt sein mit gemischt lytisch/sklerotischer Läsion oder Rand
- Kann Weichteilbeteiligung zeigen

Differenzialdiagnose

- Riesenzelltumor
- Aneurysmatische Knochenzyste
- Metastasen/multiples Myelom – bei jeder multifokalen osteolytischen Knochenläsion in Betracht ziehen

14.1.2.15 Histiocytosis X: Eosinophiles Granulom

- Das eosinophile Granulom ist die mildeste Form der Langerhans-Zell-Histiozytose, die beiden anderen Formen sind die Hand-Schüller-Christian-Krankheit und die Letterer-Siwe-Krankheit.

Klinik

- Benigne, selbstlimitierende Läsionen, die spontan abheilen können
- Am häufigsten bei Kindern im Alter von 4–10 Jahren und bis ins 4. Lebensjahrzehnt
- Männer:Frauen = 2:1
- Häufige Lokalisationen: Schädel (bei Kindern), Brustwirbelsäule, Rippen, Clavicula, Scapula
- Kann Schmerzen und Schwellung an der betroffenen Stelle verursachen

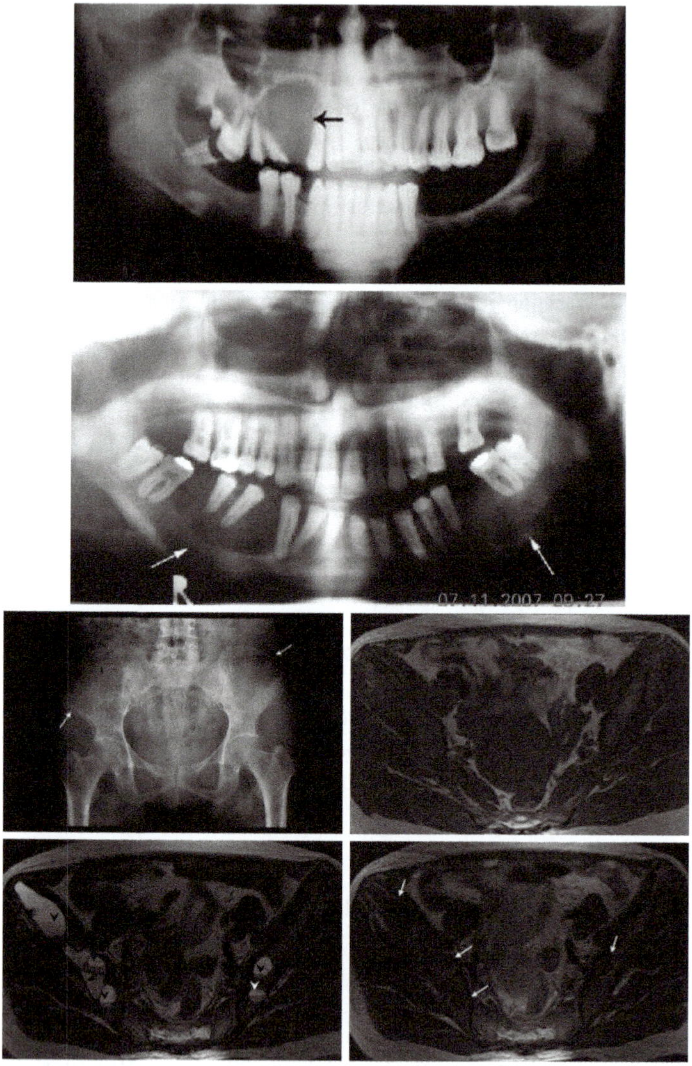

Abb. 14.22 Hyperparathyreoidismus (brauner Tumor)

Röntgen

- Abb. 14.23
- Wird als „the great mimicker" bezeichnet
- Schädel: multiple „ausgestanzte" osteolytische Läsionen
- Wirbelsäule: Plattwirbel (Vertebra plana)
- Diaphyse: intramedulläre „ausgestanzte" Läsionen
- Kortikale Läsionen können zu Ausdünnung, Expansion oder Destruktion der Kortikalis führen. Es kann eine Periostbeteiligung bestehen
- Metaphyse: Läsionen können bis zur Physe reichen, aber nicht durch sie hindurch

Differenzialdiagnose

- Osteomyelitis
- Ewing-Sarkom
- Fibröse Dysplasie
- Enchondrom
- Leukämie

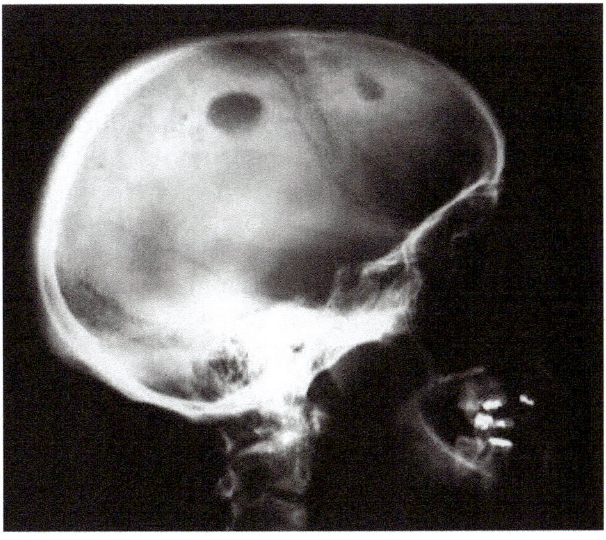

Abb. 14.23 Histiocytosis X: Eosinophiles Granulom

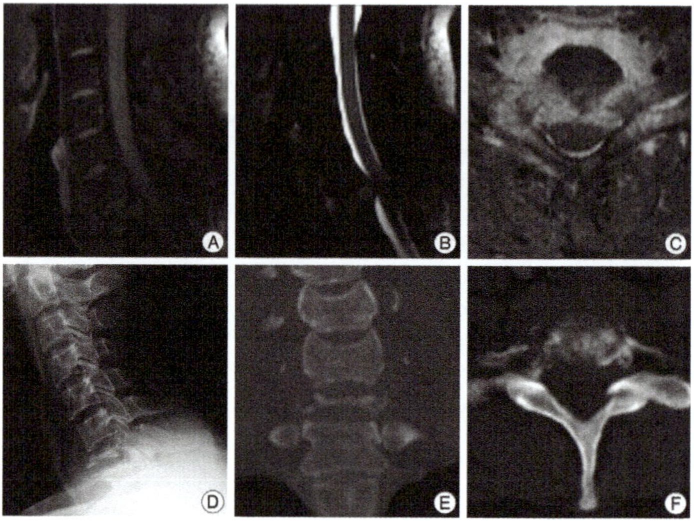

(Fortsetzung)

14.1.3 Systematisches Vorgehen zur Erstellung einer spezifischen/differenzialdiagnostischen Diagnose bei der Beurteilung von Röntgenbildern eines benignen Knochentumors

Wenn man sich nicht regelmäßig mit Knochentumoren beschäftigt, kann die Diagnose eines benignen Knochentumors im Röntgenbild sehr verwirrend und herausfordernd sein. Es ist oft schwierig, ohne ein gut geplantes, vertrautes System eine Diagnose oder Differenzialdiagnose vorzuschlagen.

In Abschn. 14.1.2 habe ich die charakteristischen Merkmale jeder dieser Läsionen aufgeführt.

Um jede mögliche Diagnose zu berücksichtigen, wird eine routinemäßige Reihenfolge empfohlen. Jede Läsion, die zum Bild passen könnte, erhält ein „Häkchen“ und wird somit in die Differenzialdiagnose aufgenommen.

Wenn Sie diese Methode einige Male anwenden, werden Sie ziemlich sicher alle Möglichkeiten in einem bestimmten Fall erfassen.

Mein Vorschlag ist, dass Sie sich die Eselsbrücke merken: *„2 3 4 FLASH“*

Die *2* steht für die beiden knöchernen Läsionen:

- Osteoidosteom
- Osteoblastom

Die *3* bezieht sich auf die drei Läsionen, die durch Akronyme dargestellt werden:

- GCT – Riesenzelltumor
- PVNS – Pigmentierte villonoduläre Synovitis
- FCD – Fibröser Kortikalisdefekt

Die *4* steht für die vier chondralen Läsionen:

- Knorpelüberzogene Exostose (Osteochondrom)
- Enchondrom
- Chondroblastom
- Chondromyxoidfibrom

FLASH steht für:

F: Fibröse Dysplasie
L: Steht für Spirochäten- (*L*ues) und bakterielle Infektion, das heißt einen Brodie-Abszess
A: Aneurysmatische Knochenzyste
S: „Simple“ (einfache) Knochenzyste
H: Histiocytosis X → eosinophiles Granulom
Hyperparathyreoidismus → braune Tumoren

15 Tipps und zeitsparende Hinweise zur medizinisch-rechtlichen Begutachtung

Die meisten englischsprachigen Länder der Welt sowie viele Länder in Europa, Hongkong und dem Nahen Osten verwenden die American Medical Association Guides, Auflagen 4, 5 und 6, zur Beurteilung von Beeinträchtigungen. In allen Rechtsordnungen wird die abschließende Bewertung durch das jeweils geltende Rechtssystem beeinflusst.

Ziel dieses Kapitels ist es nicht, eine Anleitung zum Verfassen eines medizinisch-juristischen Gutachtens zu geben, sondern Ihnen meine Überlegungen zu „Tipps und zeitsparenden Hinweisen" mitzuteilen, die ich über viele Jahre bei der Erstellung medizinisch-juristischer Begutachtungen angewendet habe.

Die Themen werden unter den folgenden Überschriften behandelt:

- Umgang mit der Dokumentation
- Vorbereitung der Akte
- Die Konsultationsprozess
- Die „Goldene Regel"
- Das Gutachten
- Makros
- Voreingenommene Berichterstattung
- Tabellen zum Laminieren

R. Pillemer, *Körperliche Befunde bei orthopädischen und neurologischen Erkrankungen*,
https://doi.org/10.1007/978-3-032-23049-2_15

Um Wiederholungen zu vermeiden, lasse ich die Worte „meiner Meinung nach …“ bei den getroffenen Aussagen weg. Alle Aussagen sind in diesem Sinne zu verstehen.

Auch wenn ich selbstverständlich akzeptiere, dass jeder seine eigene Art hat, medizinisch-juristische Gutachten zu erstellen, und viele meiner Vorschläge nicht zu Ihrem Stil passen werden, bin ich äußerst zuversichtlich, dass Sie am Ende des Kapitels etwas gefunden haben werden, das Ihnen künftig Zeit spart.

Als Beweis dafür verweise ich auf die Tabelle mit der Überschrift „Range of Motion Table“. Die Verwendung dieser Tabelle macht die Lektüre dieses gesamten Kapitels lohnenswert – und tatsächlich das ganze Buch, wenn Sie medizinisch-juristische Gutachten erstellen. Diese Seite ist brillant und wurde von meinem Freund und Kollegen Dr. Brian Noll vorgeschlagen. Wenn Sie diese Tabelle nutzen, werden Sie nie wieder ein Kreisdiagramm verwenden müssen! Diese Seite wird Ihnen in Zukunft viele Stunden und viel Mühe ersparen. Ich empfehle Ihnen, die Seite zu vergrößern, auszudrucken und zu laminieren – ich garantiere, dass Sie nie mehr ohne sie das Haus verlassen werden!

Ganz wichtig ist, dass Sie für die Konsultation ausreichend Zeit einplanen; bei muskuloskelettalen Begutachtungen sollte dies mindestens 1 Stunde betragen (siehe Abschn. 15.4).

15.1 Umgang mit der Dokumentation

Oft sieht man sich mit Hunderten von Seiten an Dokumenten konfrontiert, von denen viele entscheidend sind, wie etwa ärztliche Berichte, andere hingegen sind von fraglichem Wert. Allein das Sortieren dieser Unterlagen, was keine besonderen medizinischen oder juristischen Kenntnisse erfordert, kann beträchtliche Zeit in Anspruch nehmen.

Deshalb habe ich eine Assistentin, meist eine Studentin, die für mich die Unterlagen durchgeht, alle medizinischen Berichte, Untersuchungen, Patientenangaben und sonstigen relevanten Dokumente sortiert und markiert. Ich bezahle ihr doppelt so viel, wie sie verdienen würde, wenn sie abends in einer Kneipe Bier zapfen würde, und alle sind zufrieden!

Außerdem – und das ist am wichtigsten – listet meine Assistentin auch *faktische Informationen* auf, wie zum Beispiel:

- Daten jeder Operation, das durchgeführte Verfahren und den Namen des behandelnden Facharztes
- Alle weiteren Behandlungsformen, die der Patient erhalten hat
- Aktuelle Behandlung
- Details zum beruflichen Werdegang

Bitte beachten Sie, dass alle oben genannten Informationen *faktische Informationen* sind. Die Bedeutung und Wichtigkeit dessen wird im Abschn. 15.3 erläutert.

Auch Berichte von Hausärzten und andere zeitnahe Berichte wie Rettungsdienst- und Krankenhausberichte werden zusammengetragen. Diese können wichtig sein im Hinblick auf Vorerkrankungen, die Schwere der Verletzung, betroffene Körperregionen, die unmittelbare Behandlung nach dem Unfall und deren Verlauf. Die Erinnerungen verletzter Arbeitnehmer an diese Fakten sind oft lückenhaft, und zeitnahe Berichte können äußerst hilfreich sein.

15.2 Vorbereitung der Akte

Der Schlüssel zu einem guten medizinisch-juristischen Gutachten liegt in der Vorbereitung der Akte. Sobald die Unterlagen sortiert sind und es sich um einen unkomplizierten Fall handelt, etwa eine Amputation eines Fingers, muss für die Vorbereitung der Akte offensichtlich nur minimal Zeit aufgewendet werden.

Bei komplexen Fällen, in denen mehrere Körperregionen betroffen sein können und die Kausalität zu prüfen ist, muss jedoch entsprechend Zeit investiert werden, damit Sie zum Zeitpunkt der Konsultation ein klares Verständnis davon haben:

- was die entscheidenden Fragestellungen sind,
- welche spezifischen Fragen gestellt werden müssen,
- auf welche spezifischen Befunde zu achten ist.

15.3 Der Konsultationsprozess

Wie bereits erwähnt, haben Sie vor der Konsultation alle faktischen Informationen aufgelistet. Der Grund, warum dies so wichtig ist, liegt darin, dass diese Informationen dann BESTÄTIGT und nicht ERHOBEN werden müssen. Stellen Sie sich einen Mann vor, bei dem eine Tibiafraktur mit einem Nagel fixiert wurde, die jedoch nicht verheilt ist und nun eine Revisionsoperation mit Knochentransplantation sowie einen abschließenden Eingriff zur Entfernung der hervorstehenden Schrauben erfordert. Es könnte 10 min dauern, diese Informationen zu erheben, im Vergleich zu 5 s, um sie einfach zu bestätigen, zum Beispiel: „Jack, ich sehe, dass Sie drei Operationen am Bein hatten, die letzte vor etwa einem Jahr."

Ebenso kann es 10 min dauern, vom Patienten eine Arbeitsanamnese seit dem Unfall vor 4 Jahren zu erhalten, mit unterschiedlichen Ausfallzeiten, Zeiten mit eingeschränkten Tätigkeiten, aktuellem Stand usw. Vergleichen Sie dies mit Ihren vorbereiteten Notizen: „Ich sehe, dass Sie nach der ursprünglichen Verletzung 6 Monate arbeitsunfähig waren und nach jeder Operation erneut ausgefallen sind. Sie konnten immer wieder nur eingeschränkt arbeiten und mit reduzierten Stunden, aber in den letzten 8 Monaten wieder Vollzeit, allerdings nur im Lager und nicht mehr im Außendienst." Wieder 10 min gespart.

Sie haben nun 20 min gespart, die Sie einer ausführlichen Anamnese der aktuellen Beschwerden und einer sorgfältigen körperlichen Untersuchung widmen können. Ich wiederhole: *Faktische Informationen müssen nur bestätigt, nicht erhoben werden.* Dies gilt natürlich nicht, wenn beispielsweise die Kausalität unklar ist und viel Zeit für eine genaue Anamnese benötigt wird.

Sie müssen auch entscheiden, wie viel Zeit Sie für die Konsultation sowie für das Diktat Ihres Gutachtens einplanen (siehe Abschn. 15.4). Dies sollte mindestens 1 Stunde betragen, wobei die durch das Bestätigen faktischer Informationen eingesparte Zeit berücksichtigt wird.

Die Mehrheit der Patienten ist sehr angespannt, da die Konsultation oft entscheidend für ihre Zukunft ist. Sie haben möglicherweise lange auf den Termin gewartet und häufig bereits Fachärzte erlebt, bei denen sie sich schlecht behandelt fühlten – entweder weil sie durch die Konsultation gehetzt wurden und keine Zeit für Antworten hatten oder weil sie unhöflich behandelt wurden und das Gefühl hatten, herabgesetzt worden zu sein.

Es ist daher wichtig, zu versuchen, den Patienten zu entspannen, insbesondere wenn Sie ihn im Auftrag der Versicherung sehen. Sie werden ohnehin als „Versicherungsarzt" und/oder „von der Gegenseite" wahrgenommen. Es gibt verschiedene Möglichkeiten, dies zu erreichen:

- Ein freundlicher, lächelnder Empfang mit Handschlag, wenn angemessen.
- Ich spreche die Person mit Vornamen an, stelle mich ebenfalls mit Vornamen vor – wiederum, wenn es passt – und begrüße auch etwaige Begleitpersonen auf diese Weise.
- Ich beginne mit allgemeinen Fragen, wenn der Patient zum Beispiel einen Koffer dabei hat, frage ich, woher er kommt.
- Ich bedanke mich, wenn Patienten frühzeitig oder pünktlich sind.
- Wenn sie einen Akzent haben und/oder offensichtlich keine „Einheimischen" sind, frage ich, woher sie ursprünglich stammen. Und ich halte das keineswegs für rassistisch, auch wenn heutzutage viele das anders sehen.
- Wenn ich zum Beispiel eine 75-jährige Frau sehe, sage ich vielleicht: „Hier steht, Sie sind 75 – das kann doch nicht stimmen." Damit sind Sie dem Ziel, den Patienten zu entspannen, schon ein großes Stück näher.
- Ich zeige auf die vorbereiteten Akten mit allen Markierungen und sage dem Patienten, dass ich alle Unterlagen durchgesehen habe und weiß, worum es geht, sodass er/sie ausreichend Zeit hat, mir alles zu erzählen, was ich wissen muss.
- Es ist unerlässlich, dass der Patient sich nicht gehetzt oder „herabgesetzt" fühlt, denn das ist weder dem Patienten noch unserem Berufsstand gegenüber fair.

Ich freue mich immer, wenn die Ehefrau/der Partner ebenfalls anwesend ist, denn Männer sind im Allgemeinen hoffnungslos, was Daten betrifft. Ich sage zum Beispiel: „Jack, ich sehe, Sie hatten eine radikale Prostatektomie – wann war das?“ Meistens haben sie keine Ahnung und schauen entweder leer, zucken mit den Schultern, drehen die Hände nach oben, als wollten sie zwei Tennisbälle fangen, wenden sich hilfesuchend an die Ehefrau – oder alles zusammen. Die Ehefrau sagt dann so etwas wie: „Das war am 10. Juni 2019, eine Woche nach Helens Hochzeit.“ Frauen stellen Ereignisse oft in Zusammenhang zueinander. Männer hingegen sind sich dessen oft nicht bewusst.

Der entscheidende Punkt dabei – wie bereits bei der Vorbereitung der Akte erwähnt – ist, dass das Erheben von Daten und Details zu früheren Operationen frustrierend und zeitaufwendig ist. *Es handelt sich um faktische Informationen. Sie werden BESTÄTIGT und nicht ERHOBEN.* Was vorher 10 min gedauert hätte, dauert jetzt nur wenige Sekunden.

So bleibt Ihnen mehr Zeit für die wichtigen Aspekte der Konsultation, nämlich eine ausführliche Anamnese der aktuellen Beschwerden und eine nicht gehetzte Untersuchung. Wie oft berichtet der Patient, dass der letzte Arzt weniger als 10 min für die Konsultation aufgewendet hat.

Was die Untersuchungsbefunde betrifft, so sehe ich diese immer gemeinsam mit dem Patienten durch – hauptsächlich zu meiner eigenen Weiterbildung und Vertiefung meines Wissens. Sehr häufig sagt der Patient dann, ich sei der einzige Arzt, der sich die Röntgenbilder angesehen habe.

Am Ende der Konsultation sage ich etwas wie: „Sam, ich habe alle Informationen, die ich brauche. Gibt es noch etwas, das Sie mir mitteilen möchten und das wir noch nicht besprochen haben?“ Dann lehne ich mich entspannt zurück, als hätte ich alle Zeit der Welt, und lasse Sam erzählen. Gelegentlich gibt es noch relevante Zusatzinformationen, aber meist ist es nur eine Gelegenheit für den Patienten, sich Dinge von der Seele zu reden – etwa wie schlecht er von seinem Arbeitgeber behandelt wurde, für den er über 15 Jahre gearbeitet hat, wie die Versicherung ihn immer wieder benachteiligt hat, wie sich sein ganzes Leben verändert hat und die Partnerin die Beziehung verlassen hat usw.

Die Patienten haben in der Regel nach ein paar Minuten alles gesagt. Es ist besonders wichtig, dem Patienten das Gefühl zu geben, dass er gehört wurde.

15.4 Die „Goldene Regel“

Wenn Sie aus diesem Kapitel nur eine Sache mitnehmen, dann diese.

Sobald der Patient das Sprechzimmer verlässt, schließe ich die Tür und diktiere sofort. Das Personal weiß, dass ich in dieser Zeit nicht gestört werden darf.

Dafür gibt es viele Gründe:

- Alles ist noch frisch in meinem Gedächtnis.
- Ich muss keine seitenlangen Notizen machen, wie ich es müsste, wenn ich das Diktat erst später anfertigen würde.
- Es gibt keine Verwechslungen mit anderen Fällen, die am selben Tag gesehen wurden, wie es bei verzögertem Diktat zwangsläufig vorkommt – insbesondere, wenn die Verzögerung mehr als nur ein paar Stunden beträgt.
- Ich bin überzeugt, dass das Diktat, das unmittelbar nach der Konsultation 20 min dauert, mindestens doppelt so lange braucht, wenn es erst 24 h später erfolgt – mit weiter zunehmendem Zeitaufwand, je länger die Verzögerung ist.
- Wenn das Diktat auf den Abend oder später verschoben wird, muss ich mich mühsam an die Untersuchung erinnern und ängstlich überlegen, ob die Muskelatrophie nun rechts oder links war. Stattdessen kann ich in entspannterer Atmosphäre bereits die Akten für die nächste Woche vorbereiten – eine viel effektivere und effizientere Nutzung derselben Zeit.

Ich bin immer wieder verblüfft, wenn ich ein medizinisches Gutachten sehe, bei dem die Untersuchung am ersten des Monats stattfand, das Gutachten aber erst am zehnten oder später datiert ist. Ich kann mir nur vorstellen, wie viele Seiten Notizen nötig waren, um das Diktat 10 Tage später zu ermöglichen.

Ein weiterer Vorteil des sofortigen Diktats ist, dass meine Schreibkraft sofort mit dem Tippen des Gutachtens beginnen kann und ich den Entwurf innerhalb von 2 h zurückbekomme. Ich kann dann die Korrekturen vornehmen und die Unterlagen noch am Tag der Konsultation oder spätestens innerhalb von 24 h einreichen. Das funktioniert aber nur, wenn sowohl Sie als auch Ihre Schreibkraft immer auf dem aktuellen Stand sind. Wer auf dem Laufenden ist, kann auch Zusatzgutachten noch am selben Tag beantworten.

Wenn Sie die Goldene Regel noch nicht anwenden, probieren Sie es bitte aus. Wie eingangs erwähnt, ist es besonders wichtig, für die Konsultation ausreichend Zeit einzuplanen, sodass auch das Diktat noch möglich ist.

Noch einmal: Wenn Sie aus diesem Kapitel nur einen einzigen Vorschlag übernehmen, dann sollte es Abschn. 15.4 sein.

15.5 Das Gutachten

Es ist hilfreich, Ihr Gutachten mit einer Zusammenfassung Ihrer Schlussfolgerungen zu beginnen, damit der Leser weiß, worum es geht und in welche Richtung Sie argumentieren.

Viele Nichtmediziner werden Ihr Gutachten lesen, daher ist es wichtig, eine leicht verständliche Sprache zu verwenden und auf nichtmedizinische Begriffe zu verzichten. Wo medizinische Fachbegriffe verwendet werden, sollte eine Erklärung erfolgen, zum Beispiel: „Herr Jones hat ein positives Tinel-Zeichen, das heißt, das Beklopfen des Karpaltunnels löst Parästhesien aus, die in die vom Nervus medianus versorgten Finger ausstrahlen.“

Vermeiden Sie in Ihrem Gutachten die Verwendung von lateinischen oder nicht-deutschen Ausdrücken.

Verwenden Sie, wenn möglich, Tabellen, um den Bewegungsumfang mit der zugehörigen Beeinträchtigung darzustellen, anstatt diese Informationen nur im Fließtext zu nennen. So kann jeder, der Ihr Gutachten prüft, die Zahlen zur Beeinträchtigung viel leichter nachvollziehen.

Es besteht die Tendenz, Gutachten „aufzublähen", um sie länger und gehaltvoller erscheinen zu lassen. Fassen Sie sich so kurz wie möglich. Das erinnert mich an den Satz: „Vollkommenheit ist nicht dann erreicht, wenn es nichts mehr hinzuzufügen gibt, sondern wenn es nichts mehr wegzulassen gibt."

15.6 Makros

Diktatmakros werden verwendet, um häufig genutzte Textbausteine und Verweise durch einen Code zu ersetzen, den sowohl Sie als auch Ihre Schreibkraft besitzen.

Viele Nichtmediziner müssen Ihre Gutachten prüfen und benötigen dazu die in Ihren Gutachten enthaltenen Verweise auf die verschiedenen Tabellen und Abbildungen in den AMA Guides.

Es ist hilfreich und in manchen Rechtsordnungen vorgeschrieben, dass diese Verweise angegeben werden. Wenn Sie zum Beispiel schreiben: „Herr Jones fällt in die DRE-Kategorie III der Lendenwirbelsäule (1) mit 10 % WPI", führen Sie im entsprechenden Abschnitt (1) wie folgt auf:

AMA Guides to the Evaluation of Permanent Impairment, 5. Auflage:

(1) S. 384, Tab. 15-3. Signifikante Zeichen einer Radikulopathie.

Oder: „Herr Jones hat eine Bewegungseinschränkung der linken Schulter, wie im beigefügten Arbeitsblatt vermerkt, was 12 % Beeinträchtigung der oberen Extremität entspricht" (2).

Dies würde dann lauten:

(2) S. 476 Abb. 16-40, S. 477 Abb. 16-43, S. 479 Abb. 16-46.

Die Verwendung von Makros spart Ihnen und Ihrer Schreibkraft enorm viel Zeit und wird von der Schreibkraft sehr geschätzt!

15.7 Voreingenommene Berichterstattung

Wie jemand einmal sagte: „Wir sind alle voreingenommen."

Die Diskussion über Voreingenommenheit würde ein eigenes Kapitel erfordern, muss aber angesprochen werden. Daher möchte ich nur einige wichtige Punkte hervorheben.

Ich möchte damit beginnen, dass es meiner Ansicht nach zwei Arten von Voreingenommenheit gibt: „intrinsische" und „extrinsische". Intrinsische Voreingenommenheit ist sehr persönlich; ein Beispiel dafür ist, wenn zwei Anwälte in einer Fernsehserie über einen bevorstehenden Prozess sprechen und einer sagt: „Ich hoffe, wir bekommen nicht Richter X; man weiß ja, wie er entscheiden wird."

Eine extrinsische Voreingenommenheit liegt vor, wenn Ihre Gutachten zugunsten des Auftraggebers ausfallen und es dafür offensichtliche Gründe gibt, darunter finanzielle, soziale oder den Wunsch zu gefallen. Anwälte beider Seiten werden Ihnen sagen, dass sie Ihre ehrliche Meinung wollen, aber meist ist das nicht der Fall, und sie bevorzugen ein Gutachten, das ihrem Mandanten nützt. Wir alle neigen zur Voreingenommenheit, und man muss aktiv dagegen anarbeiten.

Vielleicht ist Ihnen gar nicht bewusst, dass alle Ihre ärztlichen Kollegen, die Ihre Gutachten lesen, ebenso wie Fallmanager, Rechtsanwälte, Prozessanwälte und sogar Richter, ziemlich genau wissen, wo Ihre Voreingenommenheit liegt. Dennoch ist es nicht ungewöhnlich, dass der Arzt selbst nicht merkt, dass er voreingenommene Gutachten schreibt – dies kann bewusst oder unbewusst geschehen.

Der erste Schritt ist daher, festzustellen, ob man voreingenommene Gutachten schreibt. Darf ich taktvoll anmerken: Wenn Sie ausschließlich Gutachten für die Anwälte der Arbeitnehmer oder ausschließlich für die Versicherung oder deren Vertreter schreiben, ist es sehr wahrscheinlich, dass Ihre Gutachten voreingenommen sind.

Nach dieser Erkenntnis besteht der zweite Schritt darin, eine Methode zu finden, dies zu verhindern. Mein Vorschlag: Fragen Sie sich nach Fertigstellung Ihres Gutachtens: „Wäre das Gutachten anders ausgefallen, wenn ich es für die Gegenseite geschrieben hätte?“ Wenn die Antwort „Ja“ lautet, überarbeiten Sie das Gutachten entsprechend – selbst wenn es sich nur um eine Nuance handelt.

Bitte beachten Sie, dass dies keine rhetorische oder theoretische Frage ist, sondern eine, die Sie sich nach jedem Gutachten tatsächlich stellen sollten.

Wir alle kennen Kollegen, die für ihre objektiven Gutachten bekannt und geschätzt sind. Streben Sie an, zu dieser Gruppe zu gehören!

15.8 Tabellen zum Laminieren

Im Anhang finden Sie fünf Tabellen, die ich laminiert habe und bei jeder Begutachtung zur Beeinträchtigung immer dabei habe (beidseitig bedruckt, insgesamt drei laminierte Seiten).

- Die Tabelle zum Bewegungsumfang („Range of Motion“), auf die ich oben verwiesen habe, ist die nützlichste und zeitsparendste Seite überhaupt.
- Arbeitsblatt zum Bewegungsumfang, welches sowohl meine Schreibkraft als auch ich besitze, sodass ich beim Diktat der Bewegungsdaten nur die Werte angeben muss, ohne die Bewegungsrichtung zu nennen.
- Index-Tabelle: Diese zeigt die Seiten sowie die Tabellen-/Abbildungsnummern aller Tabellen und Abbildungen für obere und untere Extremitäten sowie die Lendenwirbelsäule, sowohl in AMA4 als auch AMA5.
- Wie man Funktionsbeeinträchtigungen von Finger/Daumen in Funktionsbeeinträchtigungen der Hand, der oberen Extremität und des ganzen Körpers umrechnet – alles auf einer Seite.
- Kombinationstabellen, die wir ständig verwenden.

Ich hoffe, dass Ihnen dieses Kapitel hilft, Zeit und Frustration bei Ihren medizinisch-juristischen Gutachten zu sparen. Sollten Sie weitere Tipps und Hinweise zur Zeitersparnis haben, würde ich mich sehr freuen, von Ihnen zu hören – und falls es eine zweite Auflage gibt, nehme ich Ihre Vorschläge gerne auf!

RANGE OF MOTION – UPPER EXTREMITIES

SHOULDER IMPAIRMENT

	0	10	20	30	40	50	60	70	80	90	100	110	120	130	140	150	160	170	180
Flex	21	16	11	10	10	9	8	7	7	6	5	5	4	3	3	2	1	1	0
Ext	3	2	2	1	1	0													
Add	2	1	1	1	0	0													
Abd	12	10	7	7	6	6	6	5	5	4	4	3	3	2	2	1	1	0	0
IR	5	5	4	4	3	2	2	1	0	0									
ER	2	2	1	1	1	1	0	0	0	0									

ELBOW IMPAIRMENT

	0	10	20	30	40	50	60	70	80	90	100	110	120	130	140
Flexion	42	37	34	31	27	23	19	15	10	8	6	4	2	1	0
Extension	0	1	2	3	4	5	6	8	11	17	21	27	32	37	42

	-80	-70	-60	-50	-40	-30	-20	-10	0	10	20	30	40	50	60	70	80
Pronation	28	27	25	24	22	21	19	15	12	8	4	3	3	2	1	1	0
Supination	28	22	18	13	8	6	4	4	3	3	3	2	2	1	1	0	0

WRIST IMPAIRMENT

	-60	-50	-40	-30	-20	-10	0	10	20	30	40	50	60
Extension	42	36	30	24	18	13	11	8	7	5	4	2	0
Flexion	42	36	25	21	17	13	10	8	7	5	3	2	0

	-30	-25	-20	-15	-10	-5	0	5	10	15	20	25	30
Radial Deviation	18	15	12	9	5	5	4	3	2	1	0		
Ulnar Deviation			18	15	12	9	5	4	4	3	2	1	0

FINGER IMPAIRMENT

		+30	+20	+10	0	10	20	30	40	50	60	70	80	90	100
MP	**Flexion**		60	54	49	44	38	33	27	22	17	11	6	0	
	Extension		0	3	5	7	10	12	27	41	56	71	85	100	
PIP	**Flexion**	80	73	66	60	54	48	42	36	30	24	18	12	6	0
	Extension	0	0	0	0	3	7	11	14	25	36	47	58	69	80
DIP	**Flexion**	45	42	39	36	31	26	21	15	10	5	0			
	Extension	0	0	0	0	2	4	12	20	29	37	45			

THUMB IMPAIRMENT

		+40	+30	+20	+10	0	10	20	30	40	50	60	70	80
MP	**Flexion**	10	9	8	7	6	5	4	3	2	1	0		
	Extension	0	0	0	0	0	1	1	3	5	8	10		
IP	**Flexion**		15	13	11	8	6	4	4	3	2	1	1	0
	Extension		0	0	0	1	2	3	5	7	9	11	13	15

	15	20	25	30	35	40	45	50
Lack of Radial Abduction	10	9	7	5	3	2	0	0
Lack of Radial Adduction	0	1	1	1	3	5	8	9

cms	0	1	2	3	4	5	6	7	8
Lack of adduction	0	0	1	3	4	6	8	13	20
Lack of opposition	45	31	22	13	9	5	3	1	0

RANGE OF MOVEMENT

UPPER EXTREMITY:

Finger		Index	Middle	Ring	Little
DIP	Flexion				
	Extension				
PIP	Flexion				
	Extension				
MP	Flexion				
	Extension				

Thumb	Flexion	Extension
MP		
IP		
Radial Abduction		
Opposition	cm	
Adduction	cm	

Wrist	Right	Left
Flexion		
Extension		
Radial Deviation		
Ulnar Deviation		

Elbow	Right	Left
Flexion		
Extension		
Pronation		
Supination		

Shoulder	Right	Left
Flexion		
Extension		
Abduction		
Adduction		
Internal rotation		
External rotation		

* * * * * * * * * *

LOWER EXTREMITY:

Hip	Right	Left
Flexion		
Extension		
Internal rotation		
External rotation		
Abduction		
Adduction		

Knee	Right	Left
Flexion		
Flexion Contracture		

Ankle	Right	Left
Plantar Flexion		
Flexion Contracture		
Extension		

Hindfoot	Right	Left
Inversion		
Eversion		

Toes	Right	Left
Great Toe: MP Extension		
IP Extension		
Lesser Toes: MP Extension		

TABLE REFERENCES

AMA 4		UPPER LIMB	AMA 5	
18 f2		**Amputation:Upp. Extremity**	441 f16-2	
18 f3		**Hand**	442 f16-3	
22 f5		**Sensory Loss Hand**	449 f16-8	
24 f7		**Thumb: Amp/Sensory Loss**	443 f16-4	447 f16-6
30 f17		**Finger: Amp/Sensory Loss**	443 f16-5	447 f16-7
26 f10	27 f13	**Thumb**	456 f16-12	457 f16-15
28 t5 & 6	29 t7		459 t16-8 a & b	460 t16-9
32 f19	33 f21	**Finger**	461 f16-21	463 f16-23
34 f23			464 f16-25	
36 f26	38 f29	**Wrist**	467 f16-28	469 f16-31
40 f32	41 f35	**Elbow**	472 f16-34	474 f16-37
43 f38	44 f41	**Shoulder**	476 f16-40	477 f16-43
45 f44			479 f16-46	
48 t11(s)	49 t12(m)	**Nerve Deficits**	482 t16-10 (s)	484 f16-11(m)
54 t15			492 t16-15	
57 t16		**Entrapment Neuropathy**	493	
		CRPS	496 t16-16	
61 t27		**Arthroplasty**	506 t16-27	
59-63		**Other**	501-510	
		LOWER LIMB		
75 t35		**Leg Length Discrepancy**	528 t17-4	
76 t36		**Gait Derangement**	529 t17-5	
77 t37		**Muscle Atrophy**	530 t17-6	
77 t39		**Muscle Weakness**	532 t17-8	
		Motion Impairment		
78 t40		**Hip**	537 t17-9	
78 t41		**Knee**	537 t17-10	
78 t42		**Ankle**	537 t17-11	
78 t43		**Hindfoot**	537 t17-12	
78 t44		**Hindfoot deformity**	537 t17-13	
82 t61		**Toe Impairments**	537 t17-14	
79-81 t48-59		**Ankylosis**	538-543 t17-15 – t17-30	
83 t62		**Arthritis(x-ray) + CMP**	544 t17-31	
83 t63		**Amputations**	545 t17-32	
85 t64		**Diagnostic Based Estimates**	546 t17-33	
87 t65		**Hip Replacement (rating)**	548 t17-34	
88 t66		**Knee Replacement (rating)**	549 t17-35	
89 t68		**Skin Loss**	550 t17-13	
		Nerve Deficits	552 t17-37	
			482 t16-10(s)	484 t16-11(m)
		SPINE		
110 t72		**L/S: DRE: Lumbar**	384 t15-3	
110 t73		**C/Th: DRE Thoracic**	389 t15-4	
111 t74		**Th/L: DRE Cervical**	392 t15-5	
131 3.4		**Pelvis**	428 t15-19	
			WCG 3rd Ed, page 33, table 4.3	

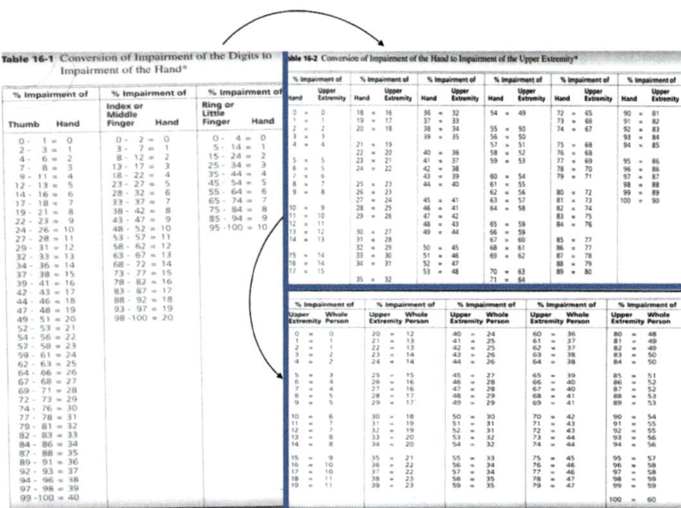

Table 16-1 Conversion of Impairment of the Digits to Impairment of the Hand*

% Impairment of Thumb	= Hand	% Impairment of Index or Middle Finger	= Hand	% Impairment of Ring or Little Finger	= Hand
0 - 1	0	0 - 2	0	0 - 4	0
2 - 3	1	3 - 7	1	5 - 14	1
4 - 6	2	8 - 12	2	15 - 24	2
7 - 8	3	13 - 17	3	25 - 34	3
9 - 11	4	18 - 22	4	35 - 44	4
12 - 13	5	23 - 27	5	45 - 54	5
14 - 16	6	28 - 32	6	55 - 64	6
17 - 18	7	33 - 37	7	65 - 74	7
19 - 21	8	38 - 42	8	75 - 84	8
22 - 23	9	43 - 47	9	85 - 94	9
24 - 26	10	48 - 52	10	95 - 100	10
27 - 28	11	53 - 57	11		
29 - 31	12	58 - 62	12		
32 - 33	13	63 - 67	13		
34 - 36	14	68 - 72	14		
37 - 38	15	73 - 77	15		
39 - 41	16	78 - 82	16		
42 - 43	17	83 - 87	17		
44 - 46	18	88 - 92	18		
47 - 48	19	93 - 97	19		
49 - 51	20	98 - 100	20		
52 - 53	21				
54 - 56	22				
57 - 58	23				
59 - 61	24				
62 - 63	25				
64 - 66	26				
67 - 68	27				
69 - 71	28				
72 - 73	29				
74 - 76	30				
77 - 78	31				
79 - 81	32				
82 - 83	33				
84 - 86	34				
87 - 88	35				
89 - 91	36				
92 - 93	37				
94 - 96	38				
97 - 98	39				
99 - 100	40				

Table 16-2 Conversion of Impairment of the Hand to Impairment of the Upper Extremity*

% Impairment of Hand = Upper Extremity	% Impairment of Hand = Upper Extremity	% Impairment of Hand = Upper Extremity	% Impairment of Hand = Upper Extremity	% Impairment of Hand = Upper Extremity	% Impairment of Hand = Upper Extremity
0 = 0	18 = 16	36 = 32	54 = 49	72 = 65	90 = 81
1 = 1	19 = 17	37 = 33	55 = 50	73 = 66	91 = 82
2 = 2	20 = 18	38 = 34	56 = 50	74 = 67	92 = 83
3 = 3	21 = 19	39 = 35	57 = 51	75 = 68	93 = 84
4 = 4	22 = 20	40 = 36	58 = 52	76 = 68	94 = 85
5 = 5	23 = 21	41 = 37	59 = 53	77 = 69	95 = 86
6 = 5	24 = 22	42 = 38	60 = 54	78 = 70	96 = 86
7 = 6	25 = 23	43 = 39	61 = 55	79 = 71	97 = 87
8 = 7	26 = 23	44 = 40	62 = 56	80 = 72	98 = 88
9 = 8	27 = 24	45 = 41	63 = 57	81 = 73	99 = 89
10 = 9	28 = 25	46 = 41	64 = 58	82 = 74	100 = 90
11 = 10	29 = 26	47 = 42	65 = 59	83 = 75	
12 = 11	30 = 27	48 = 43	66 = 59	84 = 76	
13 = 12	31 = 28	49 = 44	67 = 60	85 = 77	
14 = 13	32 = 29	50 = 45	68 = 61	86 = 77	
15 = 14	33 = 30	51 = 46	69 = 62	87 = 78	
16 = 14	34 = 31	52 = 47	70 = 63	88 = 79	
17 = 15	35 = 32	53 = 48	71 = 64	89 = 80	

% Impairment of Upper Extremity = Whole Person	% Impairment of Upper Extremity = Whole Person	% Impairment of Upper Extremity = Whole Person	% Impairment of Upper Extremity = Whole Person	% Impairment of Upper Extremity = Whole Person
0 = 0	20 = 12	40 = 24	60 = 36	80 = 48
1 = 1	21 = 13	41 = 25	61 = 37	81 = 49
2 = 1	22 = 13	42 = 25	62 = 37	82 = 49
3 = 2	23 = 14	43 = 26	63 = 38	83 = 50
4 = 2	24 = 14	44 = 26	64 = 38	84 = 50
5 = 3	25 = 15	45 = 27	65 = 39	85 = 51
6 = 4	26 = 16	46 = 28	66 = 40	86 = 52
7 = 4	27 = 16	47 = 28	67 = 40	87 = 52
8 = 5	28 = 17	48 = 29	68 = 41	88 = 53
9 = 5	29 = 17	49 = 29	69 = 41	89 = 53
10 = 6	30 = 18	50 = 30	70 = 42	90 = 54
11 = 7	31 = 19	51 = 31	71 = 43	91 = 55
12 = 7	32 = 19	52 = 31	72 = 43	92 = 55
13 = 8	33 = 20	53 = 32	73 = 44	93 = 56
14 = 8	34 = 20	54 = 32	74 = 44	94 = 56
15 = 9	35 = 21	55 = 33	75 = 45	95 = 57
16 = 10	36 = 22	56 = 34	76 = 46	96 = 58
17 = 10	37 = 22	57 = 34	77 = 46	97 = 58
18 = 11	38 = 23	58 = 35	78 = 47	98 = 59
19 = 11	39 = 23	59 = 35	79 = 47	99 = 59
				100 = 60

*AMA Guides to the Evaluation of Permanent Impairment, 6th Edition

1	2
2	3	4
3	4	5	6
4	5	6	7	8
5	6	7	8	9	10
6	7	8	9	10	11	12
7	8	9	10	11	12	13	14
8	9	10	11	12	13	14	14	15
9	10	11	12	13	14	14	15	16	17
10	11	12	13	14	15	15	16	17	18	19
11	12	13	14	15	15	16	17	18	19	20	21
12	13	14	15	16	16	17	18	19	20	21	22	23
13	14	15	16	16	17	18	19	20	21	22	23	23	24
14	15	16	17	17	18	19	20	21	22	23	23	24	25	26
15	16	17	18	18	19	20	21	22	23	24	24	25	26	27	28
16	17	18	19	19	20	21	22	23	24	24	25	26	27	28	29	29
17	18	19	19	20	21	22	23	24	24	25	26	27	28	29	29	30	31
18	19	20	20	21	22	23	24	25	25	26	27	28	29	29	30	31	32	33
19	20	21	21	22	23	24	25	25	26	27	28	29	30	30	31	32	33	34	34
20	21	22	22	23	24	25	26	26	27	28	29	30	30	31	32	33	34	34	35	36
21	22	23	23	24	25	26	27	27	28	29	30	30	31	32	33	34	34	35	36	37	38
22	23	24	24	25	26	27	27	28	29	30	31	31	32	33	34	34	35	36	37	38	38	39
23	24	25	25	26	27	28	28	29	30	31	31	32	33	34	35	35	36	37	38	38	39	40	41
24	25	26	26	27	28	29	29	30	31	32	32	33	34	35	35	36	37	38	38	39	40	41	41	42
25	26	27	27	28	29	30	30	31	32	33	33	34	35	36	36	37	38	39	39	40	41	42	42	43	44
26	27	27	28	29	30	30	31	32	33	34	34	35	36	36	37	38	39	39	40	41	42	42	43	44	45	45
27	28	28	29	30	31	31	32	33	34	34	35	36	36	37	38	39	39	40	41	42	42	43	44	45	45	46	47
28	29	29	30	31	32	32	33	34	34	35	36	37	37	38	39	40	40	41	42	42	43	44	45	45	46	47	47	48
29	30	30	31	32	33	33	34	35	35	36	37	38	38	39	40	40	41	42	42	43	44	45	45	46	47	47	48	49	50
30	31	31	32	33	34	34	35	36	36	37	38	38	39	40	41	41	42	43	43	44	45	45	46	47	48	48	49	50	50	51
31	32	32	33	34	34	35	36	37	37	38	39	39	40	41	41	42	43	43	44	45	45	46	47	48	48	49	50	50	51	52	52
32	33	33	34	35	35	36	37	37	38	39	39	40	41	42	42	43	44	44	45	46	46	47	48	48	49	50	50	51	52	52	53	54
33	34	34	35	36	36	37	38	38	39	40	40	41	42	42	43	44	44	45	46	46	47	48	48	49	50	50	51	52	52	53	54	54	55
34	35	35	36	37	37	38	39	39	40	41	41	42	43	43	44	45	45	46	47	47	48	49	49	50	51	51	52	52	53	54	54	55	56	56
35	36	36	37	38	38	39	40	40	41	42	42	43	43	44	45	45	46	47	47	48	49	49	50	51	51	52	53	53	54	55	55	56	56	57	58
36	37	37	38	39	39	40	40	41	42	42	43	44	44	45	46	46	47	48	48	49	49	50	51	51	52	53	53	54	55	55	56	56	57	58	58	59
37	38	38	39	40	40	41	41	42	43	43	44	45	45	46	46	47	48	48	49	50	50	51	51	52	53	53	54	55	55	56	57	57	58	58	59	60	60
38	39	39	40	40	41	42	42	43	44	44	45	45	46	47	47	48	49	49	50	50	51	52	52	53	54	54	55	55	56	57	57	58	58	59	60	60	61	62
39	40	40	41	41	42	43	43	44	44	45	46	46	47	48	48	49	49	50	51	51	52	52	53	54	54	55	55	56	57	57	58	59	59	60	60	61	62	62	63
40	41	41	42	42	43	44	44	45	45	46	47	47	48	48	49	50	50	51	51	52	53	53	54	54	55	56	56	57	57	58	59	59	60	60	61	62	62	63	63	64
41	42	42	43	43	44	45	45	46	46	47	47	48	49	49	50	50	51	52	52	53	53	54	55	55	56	56	57	58	58	59	59	60	60	61	62	62	63	63	64	65	65
42	43	43	44	44	45	45	46	47	47	48	48	49	50	50	51	51	52	52	53	54	54	55	55	56	57	57	58	58	59	59	60	61	61	62	62	63	63	64	65	65	66	66
43	44	44	45	45	46	46	47	48	48	49	49	50	50	51	52	52	53	53	54	54	55	56	56	57	57	58	58	59	60	60	61	61	62	62	63	64	64	65	65	66	66	67	68
44	45	45	46	46	47	47	48	48	49	50	50	51	51	52	52	53	54	54	55	55	56	56	57	57	58	59	59	60	60	61	61	62	62	63	64	64	65	65	66	66	67	68	68	69
45	46	46	47	47	48	48	49	49	50	51	51	52	52	53	53	54	54	55	55	56	57	57	58	58	59	59	60	60	61	62	62	63	63	64	64	65	65	66	66	67	68	68	69	69	70
46	47	47	48	48	49	49	50	50	51	51	52	52	53	54	54	55	55	56	56	57	57	58	58	59	60	60	61	61	62	62	63	63	64	64	65	65	66	67	67	68	68	69	69	70	70	71
47	48	48	49	49	50	50	51	51	52	52	53	53	54	54	55	55	56	57	57	58	58	59	59	60	60	61	61	62	62	63	63	64	64	65	66	66	67	67	68	68	69	69	70	70	71	71	72
48	49	49	50	50	51	51	52	52	53	53	54	54	55	55	56	56	57	57	58	58	59	59	60	60	61	62	62	63	63	64	64	65	65	66	66	67	67	68	68	69	69	70	70	71	71	72	72	73
49	50	50	51	51	52	52	53	53	54	54	55	55	56	56	57	57	58	58	59	59	60	60	61	61	62	62	63	63	64	64	65	65	66	66	67	67	68	68	69	69	70	70	71	71	72	72	73	73	74
50	51	51	52	52	53	53	54	54	55	55	56	56	57	57	58	58	59	59	60	60	61	61	62	62	63	63	64	64	65	65	66	66	67	67	68	68	69	69	70	70	71	71	72	72	73	73	74	74	75	75
	1	**2**	**3**	**4**	**5**	**6**	**7**	**8**	**9**	**10**	**11**	**12**	**13**	**14**	**15**	**16**	**17**	**18**	**19**	**20**	**21**	**22**	**23**	**24**	**25**	**26**	**27**	**28**	**29**	**30**	**31**	**32**	**33**	**34**	**35**	**36**	**37**	**38**	**39**	**40**	**41**	**42**	**43**	**44**	**45**	**46**	**47**	**48**	**49**	**50**

The values are derived from the formula A + B(1 - A) = combined value of A and B, where A and B are the decimal equivalents of the impairment ratings. In the chart all values are expressed as percents. To combine any two impairment values, locate the larger of the values on the side of the chart and read along that row until you come to the column indicated by the smaller value at the bottom of the chart. At the intersection of the row and the column is the combined value.

For example, to combine 35% and 20%, read down the side of the chart until you come to the larger value, 35%. Then read across the 35% row until you come to the column indicated by 20% at the bottom of the chart. At the intersection of the row and column is the number 48. Therefore, 35% combined with 20% is 48%. Because of the construction of this chart, the larger impairment value must be identified at the side of the chart.

If three or more impairment values are to be combined, select any two and find their combined value as above. Then use that value and the third value to locate the combined value of all. This process can be repeated indefinitely, the final value in each instance being the combination of all the previous values. In each step of this process the larger impairment value must be identified at the side of the chart.

Note: If impairments from two or more organ systems are to be *combined* to express a whole person impairment, each must first be expressed as a whole person impairment percent.

	1	2	3	4	5	6	7	8	9	10	11	12	13	14	15	16	17	18	19	20	21	22	23	24	25
51	51	52	52	53	53	54	54	55	55	56	56	57	57	58	58	59	59	60	60	61	61	62	62	63	63
52	52	53	53	54	54	55	55	56	56	57	57	58	58	59	59	60	60	61	61	62	62	63	63	64	64
53	53	54	54	55	55	56	56	57	57	58	58	59	59	60	60	61	61	61	62	62	63	63	64	64	65
54	54	55	55	56	56	57	57	58	58	59	59	59	60	60	61	61	62	62	63	63	64	64	65	65	66
55	55	56	56	57	57	58	58	59	59	60	60	60	61	61	62	62	63	63	64	64	64	65	65	66	66
56	56	57	57	58	58	59	59	60	60	60	61	61	62	62	63	63	63	64	64	65	65	66	66	67	67
57	57	58	58	59	59	60	60	60	61	61	62	62	63	63	63	64	64	65	65	66	66	66	67	67	68
58	58	59	59	60	60	61	61	61	62	62	63	63	63	64	64	65	65	66	66	66	67	67	68	68	68
59	59	60	60	61	61	61	62	62	63	63	64	64	64	65	65	66	66	66	67	67	68	68	68	69	69
60	60	61	61	62	62	62	63	63	64	64	64	65	65	66	66	66	67	67	68	68	68	69	69	70	70
61	61	62	62	63	63	63	64	64	65	65	65	66	66	66	67	67	68	68	68	69	69	70	70	70	71
62	62	63	63	64	64	64	65	65	65	66	66	67	67	67	68	68	68	69	69	70	70	70	71	71	72
63	63	64	64	64	65	65	66	66	66	67	67	67	68	68	69	69	69	70	70	70	71	71	72	72	72
64	64	65	65	65	66	66	67	67	67	68	68	68	69	69	69	70	70	70	71	71	72	72	72	73	73
65	65	66	66	66	67	67	67	68	68	69	69	69	70	70	70	71	71	71	72	72	72	73	73	73	74
66	66	67	67	67	68	68	68	69	69	69	70	70	70	71	71	71	72	72	72	73	73	73	74	74	75
67	67	68	68	68	69	69	69	70	70	70	71	71	71	72	72	72	73	73	73	74	74	74	75	75	75
68	68	69	69	69	70	70	70	71	71	71	72	72	72	72	73	73	73	74	74	74	75	75	75	76	76
69	69	70	70	70	71	71	71	71	72	72	72	73	73	73	74	74	74	75	75	75	76	76	76	76	77
70	70	71	71	71	72	72	72	72	73	73	73	74	74	74	75	75	75	75	76	76	76	77	77	77	78
71	71	72	72	72	72	73	73	73	74	74	74	74	75	75	75	76	76	76	77	77	77	77	78	78	78
72	72	73	73	73	73	74	74	74	75	75	75	75	76	76	76	76	77	77	77	78	78	78	78	79	79
73	73	74	74	74	74	75	75	75	75	76	76	76	77	77	77	77	78	78	78	78	79	79	79	79	80
74	74	75	75	75	75	76	76	76	76	77	77	77	77	78	78	78	78	79	79	79	79	80	80	80	81
75	75	76	76	76	76	77	77	77	77	78	78	78	78	79	79	79	79	80	80	80	80	81	81	81	81
76	76	76	77	77	77	77	78	78	78	78	79	79	79	79	80	80	80	80	81	81	81	81	82	82	82
77	77	77	78	78	78	78	79	79	79	79	80	80	80	80	80	81	81	81	81	82	82	82	82	83	83
78	78	78	79	79	79	79	80	80	80	80	80	81	81	81	81	82	82	82	82	82	83	83	83	83	84
79	79	79	80	80	80	80	80	81	81	81	81	82	82	82	82	82	83	83	83	83	83	84	84	84	84
80	80	80	81	81	81	81	81	82	82	82	82	82	83	83	83	83	83	84	84	84	84	84	85	85	85
81	81	81	82	82	82	82	82	83	83	83	83	83	83	84	84	84	84	84	85	85	85	85	85	86	86
82	82	82	83	83	83	83	83	83	84	84	84	84	84	85	85	85	85	85	85	86	86	86	86	86	87
83	83	83	84	84	84	84	84	84	85	85	85	85	85	85	86	86	86	86	86	86	87	87	87	87	87
84	84	84	84	85	85	85	85	85	85	86	86	86	86	86	86	87	87	87	87	87	87	88	88	88	88
85	85	85	85	86	86	86	86	86	86	87	87	87	87	87	87	87	88	88	88	88	88	88	88	89	89
86	86	86	86	87	87	87	87	87	87	87	88	88	88	88	88	88	88	89	89	89	89	89	89	89	90
87	87	87	87	88	88	88	88	88	88	88	88	89	89	89	89	89	89	89	89	90	90	90	90	90	90
88	88	88	88	88	89	89	89	89	89	89	89	89	90	90	90	90	90	90	90	90	91	91	91	91	91
89	89	89	89	89	90	90	90	90	90	90	90	90	90	91	91	91	91	91	91	91	91	91	92	92	92
90	90	90	90	90	91	91	91	91	91	91	91	91	91	91	92	92	92	92	92	92	92	92	92	92	93
91	91	91	91	91	91	92	92	92	92	92	92	92	92	92	92	92	93	93	93	93	93	93	93	93	93
92	92	92	92	92	92	92	93	93	93	93	93	93	93	93	93	93	93	93	94	94	94	94	94	94	94
93	93	93	93	93	93	93	93	94	94	94	94	94	94	94	94	94	94	94	94	94	94	95	95	95	95
94	94	94	94	94	94	94	94	94	95	95	95	95	95	95	95	95	95	95	95	95	95	95	95	95	96
95	95	95	95	95	95	95	95	95	95	96	96	96	96	96	96	96	96	96	96	96	96	96	96	96	96
96	96	96	96	96	96	96	96	96	96	96	96	96	97	97	97	97	97	97	97	97	97	97	97	97	97
97	97	97	97	97	97	97	97	97	97	97	97	97	97	97	97	97	98	98	98	98	98	98	98	98	98
98	98	98	98	98	98	98	98	98	98	98	98	98	98	98	98	98	98	98	98	98	98	98	98	98	99
99	99	99	99	99	99	99	99	99	99	99	99	99	99	99	99	99	99	99	99	99	99	99	99	99	99

	26	27	28	29	30	31	32	33	34	35	36	37	38	39	40	41	42	43	44	45	46	47	48	49	50
51	64	64	65	65	66	66	67	67	68	68	69	69	70	70	71	71	72	72	73	73	74	74	75	75	76
52	64	65	65	66	66	67	67	68	68	69	69	70	70	71	71	72	72	73	73	74	74	75	75	76	76
53	65	66	66	67	67	68	68	69	69	69	70	70	71	71	72	72	73	73	74	74	75	75	76	76	77
54	66	66	67	67	68	68	69	69	70	70	71	71	71	72	72	73	73	74	74	75	75	76	76	77	77
55	67	67	68	68	69	69	69	70	70	71	71	72	72	73	73	73	74	74	75	75	76	76	77	77	78
56	67	68	68	69	69	70	70	71	71	71	72	72	73	73	74	74	74	75	75	76	76	77	77	78	78
57	68	69	69	69	70	70	71	71	72	72	72	73	73	74	74	75	75	75	76	76	77	77	78	78	79
58	69	69	70	70	71	71	71	72	72	73	73	74	74	74	75	75	76	76	76	77	77	78	78	79	79
59	70	70	70	71	71	72	72	73	73	73	74	74	75	75	75	76	76	77	77	77	78	78	79	79	80
60	70	71	71	72	72	72	73	73	74	74	74	75	75	76	76	76	77	77	78	78	78	79	79	80	80
61	71	72	72	72	73	73	73	74	74	75	75	75	76	76	77	77	77	78	78	79	79	79	80	80	81
62	72	72	73	73	73	74	74	75	75	75	76	76	76	77	77	78	78	78	79	79	79	80	80	81	81
63	73	73	73	74	74	74	75	75	76	76	76	77	77	77	78	78	79	79	79	80	80	80	81	81	82
64	73	74	74	74	75	75	76	76	76	77	77	77	78	78	78	79	79	79	80	80	81	81	81	82	82
65	74	74	75	75	76	76	76	77	77	77	78	78	78	79	79	79	80	80	80	81	81	81	82	82	83
66	75	75	76	76	76	77	77	77	78	78	78	79	79	79	80	80	80	81	81	81	82	82	82	83	83
67	76	76	76	77	77	77	78	78	78	79	79	79	80	80	80	81	81	81	82	82	82	83	83	83	84
68	76	77	77	77	78	78	78	79	79	79	80	80	80	80	81	81	81	82	82	82	83	83	83	84	84
69	77	77	78	78	78	79	79	79	80	80	80	80	81	81	81	82	82	82	83	83	83	84	84	84	85
70	78	78	78	79	79	79	80	80	80	81	81	81	81	82	82	82	83	83	83	84	84	84	84	85	85
71	79	79	79	79	80	80	80	81	81	81	81	82	82	82	83	83	83	83	84	84	84	85	85	85	86
72	79	80	80	80	80	81	81	81	82	82	82	82	83	83	83	83	84	84	84	85	85	85	85	86	86
73	80	80	81	81	81	81	82	82	82	82	83	83	83	84	84	84	84	85	85	85	85	86	86	86	87
74	81	81	81	82	82	82	82	83	83	83	83	84	84	84	84	85	85	85	85	86	86	86	86	87	87
75	82	82	82	82	83	83	83	83	84	84	84	84	85	85	85	85	86	86	86	86	87	87	87	87	88
76	82	82	83	83	83	83	84	84	84	84	85	85	85	85	86	86	86	86	87	87	87	87	88	88	88
77	83	83	83	84	84	84	84	85	85	85	85	86	86	86	86	86	87	87	87	87	88	88	88	88	89
78	84	84	84	84	85	85	85	85	85	86	86	86	86	87	87	87	87	87	88	88	88	88	89	89	89
79	84	85	85	85	85	86	86	86	86	86	87	87	87	87	87	88	88	88	88	88	89	89	89	89	90
80	85	85	86	86	86	86	86	87	87	87	87	87	88	88	88	88	88	89	89	89	89	89	90	90	90
81	86	86	86	87	87	87	87	87	87	88	88	88	88	88	89	89	89	89	89	90	90	90	90	90	91
82	87	87	87	87	87	88	88	88	88	88	88	89	89	89	89	89	90	90	90	90	90	90	91	91	91
83	87	88	88	88	88	88	88	89	89	89	89	89	89	90	90	90	90	90	90	91	91	91	91	91	92
84	88	88	88	89	89	89	89	89	89	90	90	90	90	90	90	91	91	91	91	91	91	92	92	92	92
85	89	89	89	89	90	90	90	90	90	90	90	91	91	91	91	91	91	91	92	92	92	92	92	92	93
86	90	90	90	90	90	90	90	91	91	91	91	91	91	91	92	92	92	92	92	92	92	93	93	93	93
87	90	91	91	91	91	91	91	91	91	92	92	92	92	92	92	92	92	93	93	93	93	93	93	93	94
88	91	91	91	91	92	92	92	92	92	92	92	92	93	93	93	93	93	93	93	93	94	94	94	94	94
89	92	92	92	92	92	92	93	93	93	93	93	93	93	93	93	94	94	94	94	94	94	94	94	94	95
90	93	93	93	93	93	93	93	93	93	94	94	94	94	94	94	94	94	94	94	95	95	95	95	95	95
91	93	93	94	94	94	94	94	94	94	94	94	94	94	95	95	95	95	95	95	95	95	95	95	95	96
92	94	94	94	94	94	94	95	95	95	95	95	95	95	95	95	95	95	95	96	96	96	96	96	96	96
93	95	95	95	95	95	95	95	95	95	95	96	96	96	96	96	96	96	96	96	96	96	96	96	96	97
94	96	96	96	96	96	96	96	96	96	96	96	96	96	96	96	96	97	97	97	97	97	97	97	97	97
95	96	96	96	96	96	97	97	97	96	97	97	97	97	97	97	97	97	97	97	97	97	97	97	97	98
96	97	97	97	97	97	97	97	97	97	97	97	97	98	98	98	98	98	98	98	98	98	98	98	98	98
97	98	98	98	98	98	98	98	98	98	98	98	98	98	98	98	98	98	98	98	98	98	98	98	98	99
98	99	99	99	99	99	99	99	99	99	99	99	99	99	99	99	99	99	99	99	99	99	99	99	99	99
99	99	99	99	99	99	99	99	99	99	99	99	99	99	99	99	99	99	99	99	99	99	99	99	99	100

Literatur

Für die Erstellung dieses Buches wurden eine Reihe von Lehrbüchern und Fachzeitschriftenartikeln als Referenz herangezogen, wobei die beiden Hauptwerke folgende sind:

1. Sinnatamby C. Last's anatomy, regional and applied. 10. Aufl. Edinburgh: Churchill Livingstone; 1999. ISBN 0 443 05611 0.
2. Solomon L, Warwick D, Nayagam S, Graham Apley A. Apley's system of orthopaedics and fractures. 9. Aufl. London: Hodder Arnold; 2010. ISBN: 9780340942086.

R. Pillemer, *Körperliche Befunde bei orthopädischen und neurologischen Erkrankungen*,
https://doi.org/10.1007/978-3-032-23049-2

GPSR Compliance

The European Union's (EU) General Product Safety Regulation (GPSR) is a set of rules that requires consumer products to be safe and our obligations to ensure this.

If you have any concerns about our products, you can contact us on ProductSafety@springernature.com

In case Publisher is established outside the EU, the EU authorized representative is:

Springer Nature Customer Service Center GmbH
Europaplatz 3
69115 Heidelberg, Germany

Batch number: 10194494

Printed by Printforce, the Netherlands